EMMA CHIAIA

100 DOMANDE
E RISPOSTE SUL SESSO

**Avvicinati in Modo Consapevole
alla Tua Sessualità per Vivere Meglio
il Rapporto con l'Altro**

Titolo

"100 DOMANDE E RISPOSTE SUL SESSO"

Autore

Emma Chiaia

Editore

Bruno Editore

Sito internet

http://www.brunoeditore.it

Sommario

Introduzione

Quando si parla di sessualità, o più precisamente di informazione ed educazione alla sessualità, c'è sempre qualcuno che chiede: «A che serve parlarne? Fare l'amore non è un istinto?» Certo, l'amore si fa per istinto, ma l'informazione può essere determinante per farlo bene, in modo non solo sicuro, ma anche piacevole e appagante. Sì, lo ripeto per ribadirlo: l'informazione aiuta la sicurezza (anche quella in se stessi, fondamentale in questo ambito) e la felicità.

Desidero dunque dare avvio al presente ebook con quelle che ritengo le tre domande più importanti sul tema. Dopo che le avrai lette, potrai decidere se continuare a seguirmi in questo viaggio in cui toccheremo, uno per uno, i temi più importanti per una vita sessuale felice.

Vorrei però, prima di iniziare, fare una premessa. La lingua italiana predilige il genere maschile: non esistono molti termini unisex. E dunque, qua e là nel testo, quando il discorso non è rivolto in particolar modo alle donne, userò il maschile, per non appesantire la lettura con quelle formule come sicuro/a, il/la tua partner, tuo/a ecc., che sono ridondanti e fastidiose. Non ho saputo trovare soluzione migliore, ma nel mio cuore, i miei interlocutori sono sia uomini che donne, senza preferenze.

È possibile, anzi probabile, anzi forse inevitabile, che ci sia, nel testo, una certa sensibilità femminile: la mia! Questo però può essere, per gli uomini, un vantaggio in più per capire come funzioni l'erotismo delle donne. Per quanto riguarda le risposte più "al maschile" sappiate che le ho confrontate, nel corso degli anni, con i migliori sessuologi del nostro Paese: spero dunque di essere riuscita a tenere in considerazione anche le più intime istanze dell'altro sesso.

A proposito di confronti, approfitto qui per ringraziare, in particolar modo per le lunghe e interessantissime conversazioni, il prof. Emmauele A. Jannini, la prof.ssa Chiara Simonelli, la prof.ssa Roberta Rossi, la prof.ssa Adele Fabrizi, la dott.ssa Annalisa Pistuddi, la dott.ssa Giuliana Proietti, il dott. Fabrizio

Quattrini, il dott. Giancarlo Ricci, la dott.ssa Federica Giromella e tutti gli altri sessuologi che ho contattato in tanti anni di lavoro.

Ed ecco, allora, i quesiti più importanti.

Domanda n. 1
Serve davvero altra informazione sul sesso?

Esiste una quantità enorme di informazioni sulla sessualità. Spesso però tali nozioni sono di dubbia provenienza e possono essere errate o, quantomeno, fuorvianti. Altre, pur corrette, possono peccare di incompletezza. Molte notizie sono "di parte": per esempio chi vende farmaci potrebbe in qualche caso essere tentato dal presentare solo i vantaggi delle pillole che commercializza, tacendone i rischi. Altre informazioni sono scritte in modo incomprensibile o frammentario (specie quelle trovate su Internet); e poi ci sono domande un po' imbarazzanti, alle quali è difficile trovare risposte chiare.

Invece, credo sia importante raccogliere un bel po' di notizie, nozioni, concetti, spunti, riflessioni e unirle in un testo coerente, completo, facile. In questo ebook di domande-risposte, per esempio, una formula che può sembrare leggera e divertente (e che certo è meno pesante di un trattato), troverai un discorso esauriente, che ti dirà tutto quello che hai bisogno di sapere.

Infine, è importante conoscere la fonte da cui provengono le informazioni riportate. Chi ha letto il mio curriculum, la mia pagina di presentazione, e soprattutto chi mi segue sul blog Vita Felice (www.vitafelice.it) ha già imparato a conoscermi. Un discorso completamente obiettivo su un tema delicato come la sessualità probabilmente è impossibile: i nostri valori e il modo personale in cui vediamo la vita influenzano in modo sottile, inevitabilmente, le parole che usiamo come divulgatori. Se hai scelto di acquistare questo ebook, forse trovi che la mia visione del mondo abbia qualche punto di contatto con la tua. È un buon inizio per costruire la fiducia, non credi?

Domanda n. 2
A fare l'amore si impara? Non è un istinto?
Certo, fare l'amore è un istinto: coloro che sostengono che l'umanità ci è sempre riuscita (altrimenti si sarebbe estinta) anche senza l'educazione sessuale hanno ragione!

Ma altre cose si imparano:

- si impara a fare l'amore senza rischiare gravidanze indesiderate;
- si impara a fare l'amore senza pericoli per la salute;
- si impara a superare blocchi e inibizioni;
- si impara a non farsi condizionare dai falsi miti sulla sessualità;
- si impara ad alimentare la sessualità per tutta la vita, superando i pregiudizi e prendendosi cura della propria vitalità erotica;
- si impara a essere sessualmente più sicuri di sé;
- si impara a fare l'amore dando più piacere al partner;
- si impara a fare l'amore esplorando tutte le proprie potenzialità;
- si impara a fare l'amore bene, a lungo, con piacere;
- si impara a fare l'amore sempre meglio.

Insomma, si può imparare a fare l'amore in modo meraviglioso e appagante, e la cosa più importante è che, con l'informazione corretta, non è (quasi mai) necessario apprendere dai propri errori.

Domanda n. 3

Non si rischia di andare verso un "modo giusto" e stereotipato di fare l'amore, a scapito della spontaneità?

Se l'informazione sulla sessualità è onesta e corretta, un simile pericolo non esiste. Questo testo vuole incoraggiare la più genuina espressione di te stesso, dei tuoi slanci, delle tue emozioni e dei tuoi sentimenti, purché naturalmente questa espressione non rechi un danno fisico, emotivo o di altro genere a te stesso o al tuo partner.

Anzi, è vero il contrario: più sei consapevole, informato, sicuro, più puoi permetterti di essere autentico e di non farti condizionare, nella sessualità, da ciò che ti hanno inculcato i tuoi genitori e gli insegnanti, e da ciò che dicono oggi i messaggi, più o meno subliminali, diffusi dai media.

CAPITOLO 1:

Come vivere al meglio la sessualità maschile

Quanti miti, sulla sessualità maschile! Il fatto che l'uomo sia interessato solo al piacere genitale, che debba essere sempre pronto al sesso, che le dimensioni dell'organo sessuale siano importanti, che con l'aumento dell'età l'uomo non "funzioni" più…

Abbattere questi preconcetti significa crearsi una vita sessuale più libera, completa e felice. Vediamoli uno per uno, per scoprire cosa c'è di vero e cosa di falso e per scoprire, in caso di problemi, come chiedere aiuto e risolverli al meglio.

Domanda n. 4

Quali sono le zone erogene maschili?

Rispetto a quella femminile, la sessualità maschile è molto più incentrata sui genitali. Esistono, naturalmente, anche per gli uomini zone sensibili diverse da persona a persona: per esempio il collo, le orecchie, il cuoio capelluto, le ascelle, la schiena, il palmo delle mani, l'interno delle cosce, la pianta dei piedi e così via. A volte però gli uomini tralasciano di esplorare queste zone, per un condizionamento culturale che li porta a focalizzarsi solo sul piacere genitale. Arrivare a conoscere la "mappa" dei punti sensibili del proprio corpo offre invece la possibilità di un notevole arricchimento dell'esperienza erotica.

Per le donne, qualche anno fa, si parlava molto del punto G, il punto in grado di provocare loro un profondo orgasmo. Non tutti però sanno che anche gli uomini hanno qualcosa di analogo: si tratta di un punto, situato tra la radice interna del pene e l'ano, in corrispondenza della prostata, che sembra capace di innescare il piacere; è quello stimolato nei rapporti omosessuali per raggiungere il piacere durante la penetrazione anale.

Altri punti erogeni sono i capezzoli, che in un certo senso possono essere considerati l'equivalente del clitoride, poiché sono organi che non hanno altra funzione (nel maschio) che quella di dare piacere.

Domanda n. 5

I capezzoli sono sensibili in tutti gli uomini?

Sì. Ma alcuni non ne apprezzano la stimolazione, proprio a causa dell'estrema reattività di questa zona. Altri invece la evitano per motivi, per così dire, culturali, perché pensano che sia un piacere troppo "femminile".

PUNTO CHIAVE n. 1: la conoscenza delle proprie zone erogene aiuta la sessualità. Oltre ai genitali, vi sono altri punti sensibili, diversi per ciascun uomo e tutti da scoprire.

Domanda n. 6

Le dimensioni dei genitali sono importanti?

Non lo sono da un punto di vista sessuale: la vagina è un organo elastico, che si adatta a quasi ogni dimensione di pene (sono esclusi i casi particolari, che rientrano nella patologia). Un membro più lungo, poi, non indica maggiore carica sessuale o ormonale. Anzi, qualche volta gli uomini con peni più grandi si lasciano prendere da un senso di ingannevole sicurezza e non sviluppano quelle sensibilità e capacità d'ascolto che li rendono davvero "bravi amanti".

Inoltre è difficile valutare le dimensioni: un pene che può sembrare "piccolo" a riposo, può poi aumentare con l'erezione in misura maggiore di uno all'apparenza più "grande". Un consiglio per chi pensa di averlo sottodimensionato? Guardarsi di lato, nudi, allo specchio: i genitali, osservati dall'alto, sembrano infatti più piccoli. Non ti senti tranquillo, e pensi ossessivamente alle dimensioni del tuo membro? Forse rischi la *small penis sindrome*: è una sindrome psicologica caratterizzata da una grande insicurezza sulle dimensioni. Se è il tuo caso, puoi farti tranquillizzare da una chiacchierata con l'andrologo o con il medico sessuologo: i casi di dimensioni fortemente sotto la media sono rarissimi.

Molti ricercatori ritengono che la grandezza, dal punto di vista evolutivo, abbia giocato un ruolo importante nella competizione tra maschi. L'esibizione di un pene grosso era probabilmente, per i nostri antenati, un segnale di potenza, qualcosa di equivalente alla forza con cui i gorilla si battono il petto, per intimorire i rivali. È per questo, plausibilmente, che oggi si tende ancora ad attribuire una certa importanza agli organi molto sviluppati (pur sapendo bene, ormai, che non sono una garanzia di funzionalità sessuale). E non dimentichiamo il confronto con la pornografia, dove le immagini esagerate e "gonfiate" possono generare insicurezza.

Domanda n. 7

Ma cosa pensano *davvero* le donne delle dimensioni dei genitali maschili?

Nell'immaginario erotico femminile il membro maschile è forte, ben fatto e, certo, anche grande. Ma "grande" non vuol dire enorme! E poi, un conto è la fantasia, un conto ciò che si vive e si apprezza nella realtà.

All'atto pratico le donne confessano che un pene di grandi dimensioni può avere in un primo momento un piacevole impatto visivo e suscitare curiosità ed eccitazione. Però quasi tutte sostengono che questo dato passi presto in secondo piano rispetto ad altri fattori, che esse percepiscono come molto più importanti: l'esperienza di lui, la sua attenzione, la sua sensibilità, la sua generosità erotica, il suo desiderio e così via. La grande maggioranza delle donne che sono in coppia dichiara di non desiderare un pene diverso per il proprio partner e di non porsi il problema delle dimensioni.

Domanda n. 8

Anche essere superdotati può essere un problema?

La realtà è ben diversa dalla pornografia. Gli uomini che hanno membri molto sopra la media, qualche talvolta, soffrono di disagi e complessi. Spesso infatti le loro compagne trovano il rapporto sessuale doloroso e non riescono a lasciarsi andare del tutto. Inoltre il movimento della penetrazione, che è poi la fonte di piacere, è più limitato. Senza contare che la sensazione di essere "riempite" e "invase" da un membro molto grande è molto soggettiva: non tutte l'apprezzano. Entrano qui in gioco la storia e l'inconscio di ogni donna: a qualcuna un pene molto sviluppato può sembrare inquietante, pericoloso o minaccioso, e rendere difficile un abbandono completo. Allora forse bisogna rileggersi il *Kamasutra*, l'antico trattato indiano sull'arte di amare, che sconsiglia a un uomo fornito di un «sesso da elefante» l'unione con una donna dal «sesso di gazzella». È bene ricordare sempre che, per qualsiasi problema, il confronto con un esperto può essere molto tranquillizzante.

PUNTO CHIAVE n. 2: le preoccupazioni sulle dimensioni dei genitali il più delle volte sono infondate. Una chiacchierata con l'andrologo potrà restituire sicurezza.

Domanda n. 9

Quali sono i punti più sensibili del pene?

L'asta del pene non è molto innervata. La parte più sensibile è il glande (in particolare la metà posteriore), che presenta un gran numero di terminazioni nervose specifiche, i corpuscoli libidinali.

Domanda n. 10

Perché un colpo nei testicoli fa così male?

Perché i testicoli sono delicatissimi e molto sensibili. Sono le uniche ghiandole endocrine che si trovano "al di fuori" del corpo, contenute, come sono, nel sacchettino dello scroto, con la pelle come unica protezione. Così queste ghiandole, che devono produrre sia ormoni che spermatozoi, rimangono a una temperatura inferiore a quella corporea. Un colpo dunque li raggiungerebbe subito, provocando dolore a causa delle numerosissime terminazioni nervose. Ma si tratta anche di un "dolore" simbolico: un calcio nello stomaco fa altrettanto male, ma spaventa molto di meno.

Domanda n. 11

Perché il pene con il freddo diventa piccolissimo?

È un meccanismo di protezione dei testicoli: lo scroto si ritrae e si raggrinzisce per portare i testicoli più vicino al corpo (essi devono rimanere a una temperatura inferiore a quella corporea, ma questo non significa che debbano congelarsi!), mentre i corpi cavernosi del pene si contraggono e fanno defluire tutto il sangue verso i testicoli, sempre per scaldarli.

La conclusione? Se al mare, nell'acqua ghiacciata, il pene ti sembra piccolissimo, sappi che è dovuto a questo meccanismo. E ricorda anche che solo alcuni uomini (al di là di quello che molti raccontano) riescono a fare l'amore in acqua se è bella fredda.

Domanda n. 12

Per la penetrazione il pene dev'essere per forza eretto?

Sì. Però l'erezione può avere diversi gradi, essere più o meno completa. Certe volte si riesce a fare l'amore anche con una rigidità non totale. Può succedere, specialmente all'inizio di una relazione, quando un uomo è molto emozionato; quando diventa più tranquillo, il suo pene registra questa nuova sicurezza.

Se succede spesso, e l'emozione non c'entra, il consiglio è sempre lo stesso: parlarne con il medico.

Domanda n. 13
È normale che il pene in erezione sia curvato su un lato? E all'indietro?
Una leggera curvatura è normale e non deve preoccupare. Se però è molto accentuata (tanto da rendere difficile o dolorosa la penetrazione), o se il pene non è stato sempre così, ma inizia a curvarsi in un periodo determinato (per esempio dopo un trauma, come un forte colpo), allora è importante farsi vedere dal medico per escludere che vi siano patologie che potrebbero, in seguito, dare problemi. A tal proposito vedi anche la domanda successiva.

Domanda n. 14
Cos'è l'*Induratio Penis Plastica*?

L'*Induratio Penis Plastica* causa la comparsa di placche dure nel pene; è una patologia in aumento negli ultimi anni. La "placca" è in realtà la cicatrice di un processo di infiammazione locale. Si ritiene che tra le cause predisponenti vi possano essere eventuali traumi subiti dal pene durante l'erezione. Recenti studi segnalano un aumento della frequenza dell'*Induratio* nei diabetici, negli ipertesi e nei fumatori: il danno vascolare faciliterebbe la comparsa della malattia. È importante la diagnosi precoce: se si avvertono noduli palpabili, dolori durante l'erezione o un nuovo incurvamento, bisogna consultare immediatamente il medico. Nella prima fase la terapia è medica, in seguito si può tentare con un intervento chirurgico.

Domanda n. 15

Cos'è la circoncisione?

La circoncisione maschile è un piccolo intervento chirurgico con il quale viene ridotta la pelle del cappuccio che copre il glande. Può essere fatta per motivi igienici (quando la pelle è troppo abbondante e non consente un'adeguata pulizia) o per facilitare la sessualità (quando il cappuccio è troppo stretto e non permette la fuoriuscita del glande).

Alcuni popoli la adottano per motivi religiosi: ad esempio gli ebrei (nei primi giorni di vita) e i musulmani (nei primi anni). Adesso qualcuno, soprattutto in Germania e negli USA, inizia a contestare questa pratica come abuso sul corpo di minori non consenzienti.

Ben diversa è la circoncisione femminile, ancora purtroppo eseguita in diverse culture: si tratta di un intervento molto più violento e demolitivo, che spesso priva la donna del clitoride e dunque di gran parte della possibilità di provare piacere. Una prassi contro la quale, giustamente, l'opinione pubblica mondiale si sta mobilitando.

Domanda n. 16
Quali sono gli effetti della circoncisione maschile?
Per i ragazzi e gli uomini che nascono con il prepuzio troppo stretto, può essere effettivamente un bel sollievo. Per gli altri si pensa invece che non abbia grandi effetti.

In passato qualche studioso sosteneva che rendesse il pene più sensibile, perché scoperto: si pensava che potesse aumentare il piacere, ma anche favorire l'eiaculazione precoce. Secondo altri studi invece il glande senza prepuzio si "cheratinizzava", cioè diventava più spesso e meno sensibile, con effetti opposti. Oggi si è arrivati alla conclusione che la differenza non sia sostanziale.

Domanda n. 17
È vero che gli uomini si eccitano più spesso delle donne?
Nell'adolescenza forse sì. Questo accade perché la sessualità maschile all'inizio è in qualche modo più "facile" e immediata di quella femminile, che ha bisogno di tempo per estrinsecarsi, per maturare, per acquistare senso e direzione. Inoltre le ragazze sono culturalmente meno portate a riconoscere e a rendere espliciti i propri desideri, spesso mascherati dal romanticismo.

Crescendo, però, tali differenze tra i sessi diminuiscono: nell'età adulta possiamo dire che si eccitano più spesso, e provano più piacere, le persone con meno blocchi e inibizioni, indipendentemente dal sesso.

Domanda n. 18
Perché gli uomini amano tanto il sesso orale?

Fellatio e *cunnilingus* (questi i termini tecnici del rapporto orale, praticato rispettivamente sull'uomo e sulla donna) sono molto soddisfacenti e costituiscono una stimolazione diversa ed efficace. Queste pratiche sono poi considerate, da entrambi i partner, un'importante conferma della relazione, come se si trattasse di atti in qualche modo più intimi del coito. Ed è certamente così: non a caso in generale le prostitute, se anche praticano sesso orale sui clienti, raramente l'accettano su di sé, perché lo considerano troppo personale.

C'è da notare infine che, nell'atto sessuale, in genere è l'uomo a dare il ritmo e a guidare il rapporto. La maggior parte degli uomini, quando riceve sesso orale, apprezza di poter finalmente sperimentare una condizione di piacevolissima passività.

Domanda n. 19

Quanto sono diffusi i disturbi erettili?

La Società Italiana di Andrologia stima che il 10/12 percento degli italiani di età compresa tra i 18 e i 65 anni (vale a dire ben 3 milioni di uomini) soffra di disfunzione erettile: vuol dire che l'erezione raggiunta non è sufficiente per un rapporto e che il problema è continuo o ricorrente, vale a dire si presenta almeno una volta ogni quattro. Se però si prendono in considerazione anche le difficoltà di erezione lievi, moderate e transitorie, l'incidenza è maggiore. Ormai non si parla più di impotenza, termine considerato poco *politically correct*, che a suo modo imponeva un'etichetta, invece di indicare un disagio il più delle volte curabile. Stabilire con precisione l'incidenza della disfunzione erettile è difficile: su questo disturbo gravano ancora imbarazzo, vergogna e pudore. Secondo gli esperti, circa la metà degli uomini con tale patologia aspetta anche tre anni prima di rivolgersi al medico.

Domanda n. 20
Quali sono le cause dei disturbi erettili?
La sessualità maschile è molto meno automatica e meccanica di quanto si voglia normalmente credere, ed è influenzata da emozioni, sentimenti, preoccupazioni, fattori di salute, circostanze esterne e così via. Vediamo le insidie più frequenti.

In primo luogo c'è lo stress. In circostanze estremamente difficili, nessun uomo riuscirebbe ad avere una buona risposta sessuale. È una sana reazione dell'organismo, di grande vantaggio evoluzionistico per la specie: in situazioni di pericolo si cerca una soluzione di salvezza e non si pensa a riprodursi. Tuttavia, ci sono persone estremamente ricettive anche a tensioni leggere, come il pensiero di un incontro di lavoro molto importante, o i postumi di una giornata frenetica e ricca di preoccupazioni. E gli stress, sia quelli transitori che, a maggior ragione, quelli continuativi, innescano la produzione di sostanze ormonali che incidono sia sul desiderio che sull'erezione.

C'è poi l'ansia da prestazione. Una vocina subdola che sussurra all'orecchio: «E se non ce la fai?». Il risultato è facilmente immaginabile. Ma un "incidente" di per sé sarebbe poco significativo, se non incrementasse immediatamente il timore di un altro fallimento, dando il via a un circolo vizioso di ansia. È una dinamica che si insidia soprattutto durante la mezza età; ma in realtà si tratta di un problema di ansia, perché, sia pure con qualche trasformazione e rallentamento, l'uomo (purché in buone condizioni di salute) può avere erezioni e attività sessuale sino alla fine dei suoi giorni. Anche le emozioni troppo intense possono giocare brutti scherzi: quanti uomini non riescono a fare l'amore proprio perché si trovano con la donna dei loro sogni, desiderata per mesi? Ovviamente, la stessa reazione si può avere a causa di emozioni negative (conflitti profondi nella coppia, blocchi psicologici non risolti ecc.).

A volte l'erezione viene meno a causa di fattori organici, per esempio disturbi di tipo vascolare, endocrino, neurologico, oppure malattie come il diabete e la depressione. Altri elementi che danneggiano la resa sessuale possono essere l'assunzione di determinati farmaci, oppure un consumo eccessivo e prolungato negli anni di alcol, fumo, droghe (vedi il capitolo 6). Ecco perché è sempre importante effettuare un controllo medico. Ogni incidente, poi, crea la paura del fallimento e innesca un circolo vizioso di ansia. Un esempio? Magari lui non riesce a fare l'amore una sera che ha bevuto troppo. E poi, forse mesi dopo, succede di nuovo, sempre dopo una serata di bagordi, o in un periodo in cui è stanco o convalescente. Ed ecco che però comincia a dubitare di se stesso e a perdere slancio.

Domanda n. 21
Cosa fare se i "fallimenti" tendono a ripetersi spesso?

Quando gli "incidenti" sono sporadici, basta sdrammatizzare: una volta o l'altra, capita a tutti. Se però le *défaillance* si ripetono, è importante parlarne con un dottore. A volte la mancanza di erezione può essere il primo segnale utile per individuare l'avvicinarsi di patologie che è importante curare in tempo: per esempio disturbi cardiovascolari, diabete, depressione. Servono accertamenti che sono essenziali non solo per la sessualità, ma per la salute in generale.

Una volta escluse cause organiche, c'è la possibilità di attuare una terapia psicologica o anche farmacologica. I farmaci per l'erezione possono essere utili per spezzare il circolo vizioso dell'ansia. Non si deve pensare di dover prendere una pastiglia per tutta la vita: nella maggioranza dei casi, ritrovata la sicurezza, si può meno interrompere il trattamento. Ma è anche importante non illudersi di risolvere tutto con una pillola, senza curarsi delle emozioni: qualche colloquio con il sessuologo può essere utile per capire se qualcosa si è inceppato nei meccanismi del piacere, o nella relazione. Solo così la cura funzionerà davvero e potrà dirsi completa.

Domanda n. 22

I farmaci per l'erezione permettono prestazioni super?

No. Inutile assumerli se non si soffre di disturbo erettile. È una richiesta di "doping" sessuale che i medici, giustamente, respingono. E comunque, se una persona che non ha problemi prende la pasticca, non vedrà poi cambiare in modo particolare la risposta sessuale: il farmaco rimuove le inibizioni e basta. Purtroppo però tanti uomini (e ragazzi) non lo sanno e magari ricorrono al fai da te acquistando i prodotti su Internet.

Domanda n. 23

Acquistare in rete farmaci per i disturbi erettivi è rischioso?

Sì. La maggior parte delle persone riceve, nella casella di posta, infinite offerte di farmaci per l'erezione. È necessario però resistere alla tentazione di acquistarli. Se si ritiene di aver bisogno di tali prodotti, bisogna assumerli sotto controllo medico, per varie ragioni: innanzitutto, il disturbo erettile può essere la spia (utilissima) di malattie (come le patologie cardiovascolari o il diabete) che vanno trattate tempestivamente. Bisogna poi fare attenzione alle controindicazioni. E infine, questi farmaci non sono da assumersi per sempre: possono essere usati per superare un momento di blocco, magari associati a una consulenza psicologica, e poi gradualmente abbandonati.

Se si acquista in rete, inoltre, si possono ricevere prodotti di qualità scadente, non controllati, che talora contengono una quantità di principio attivo diversa da quella dichiarata sulla confezione. Insomma, non sono sicuri; e sui farmaci, invece, ci vogliono certezze. Sconsigliabile pure acquistare online ritrovati a base di erbe. Si dimentica troppo spesso che anche le erbe medicinali possono avere controindicazioni ed effetti collaterali, a volte proprio per quanto riguarda le malattie cardiovascolari. Anche tali preparati, dunque, andrebbero assunti sotto controllo medico.

PUNTO CHIAVE n. 3: i disturbi erettili vanno segnalati al medico perché a volte rivelano in anticipo problematiche di salute che è bene non trascurare.

Domanda n. 24
Quanto deve "durare" un rapporto, perché non si parli di eiaculazione precoce?

Si tratta di una domanda interessante, che però è mal posta: non esiste infatti un'unità minima di durata affinché il rapporto sia soddisfacente. Non è vero, in altri termini, che cinque minuti possano andar bene, mentre quattro no. Spesso, uomini e donne si interrogano su "quanto" debba durare un rapporto per essere considerato "normale", ma non si tratta di dare un tempo, calcolato in minuti o secondi.

Normalmente un uomo sa, in certa misura, decidere il momento dell'eiaculazione: avverte i segnali premonitori dell'orgasmo e, fermandosi e interrompendo la stimolazione, riesce a prolungare la sua durata. Invece, chi soffre di eiaculazione precoce non ha questo controllo. È l'assenza di tale capacità, e non la durata del rapporto, a definire il problema (il discorso non vale per l'adolescenza, età in cui questi "incidenti" sono frequenti e dovuti alla fretta, all'emozione, all'inesperienza). Per qualche uomo, dunque, l'apprendimento di questa abilità è disturbato da esperienze che ingenerano apprensione, insicurezza e la voglia di scappare dal piacere.

Un problema tutto psicologico, dunque? Non è sempre detto. In passato si attribuiva frequentemente all'ansia la sua genesi e il suo perdurare, ma oggi si prendono in considerazione anche altre cause. Alcuni ricercatori ipotizzano una particolarità nella modulazione di alcuni neurotrasmettitori cerebrali; è come dire, in parole molto più semplici, che alcuni uomini sono per costituzione più reattivi di altri alle sollecitazioni sessuali. Altre ricerche indicano che talvolta questa disfunzione si associa all'ipertiroidismo (la terapia mirata cura anche il disturbo erettile). In altri casi ancora possono esservi infiammazioni asintomatiche della prostata e delle vescichette seminali, che confondono e rendono più difficili da percepire i segnali pre-eiaculatori (in questo caso, il problema si risolve con una terapia antibiotica *ad hoc*).

Ecco dunque l'importanza della visita da un bravo andrologo, o da un sessuologo medico che sappia fare mirati accertamenti del caso. È anche possibile che le cause siano miste, in parte organiche e in parte psicologiche: la sessualità, infatti, si presta spesso a perversi circoli viziosi. Un uomo che arriva al piacere troppo presto, a causa per esempio di una prostatite silente, sviluppa in genere una certa sfiducia nelle proprie capacità di autocontrollo. E anche quando l'infiammazione è guarita, il sintomo sessuale resta.

È il caso allora, dopo gli accertamenti e se il problema persiste oltre la cura medica, di intraprendere una terapia psico-sessuologica fatta di colloqui, di tecniche di rilassamento ed esercizi comportamentali. L'obiettivo è insegnare al paziente a riconoscere i segnali mandati dal corpo all'approssimarsi dell'eiaculazione: poi è sufficiente interrompere per un po' la stimolazione e riprendere il controllo. È insomma un'abilità che si può apprendere. Talvolta il medico può somministrare una moderata cura con farmaci antidepressivi, sfruttando l'effetto collaterale di ritardare l'eiaculazione. L'ideale è una terapia di coppia, ma anche chi è single può intraprendere il trattamento.

Domanda n. 25
Per "durare" di più può essere utile pensare a cose spiacevoli?
No, è un trucco spesso usato dagli adolescenti ma che non funziona, così come non funziona il trattenere il respiro, l'irrigidirsi, il mordersi la labbra sino a sentire dolore; sono tutti

modi per fuggire dall'esperienza. La strada è, al contrario, essere molto presenti nel corpo, con tranquillità.

Domanda n. 26

Anche gli uomini possono metterci "troppo" per l'orgasmo?

L'eiaculazione precoce è un disturbo frustrante, ma non è detto che il suo opposto, vale a dire l'eiaculazione ritardata, sia tanto più piacevole. Questa disfunzione, molto più diffusa di quanto si pensi (si ritiene riguardi il due per cento della popolazione), ha a che fare con problemi psicologici, primo fra tutta la difficoltà di lasciarsi andare alle sensazioni piacevoli, specie in presenza della partner. È un approccio tipico di chi pretende di controllare tutto, le proprie e le altrui sensazioni: ed ecco che rilassarsi diventa difficilissimo. Il risultato è un'eccessiva durata del rapporto sessuale, cosa che per la donna può risultare pesante e dolorosa, senza neanche la sicurezza che la sospirata eiaculazione alla fine arrivi. Lui è deluso, lei si sente responsabile, crede di non essere bella, amabile ecc. Se il problema si ripete, un consulto è necessario.

Ci sono gradi diversi del disturbo: alcuni uomini hanno solo bisogno di tempi molto lunghi e stimolazioni intense. Nei casi più seri, però, l'orgasmo non arriva affatto (è un problema importante, sia per l'insoddisfazione di lui, che per la possibilità di mettere al mondo un bambino). Se però l'uomo si decide a chiedere aiuto, e si impegna nella terapia, in genere i successi sono buoni e i tempi non troppo lunghi.

Raramente l'eiaculazione ritardata ha cause organiche: in pochi casi è conseguente a interventi chirurgici o all'assunzione di farmaci, come alcuni antipertensivi e antidepressivi. Il più delle volte è originata invece da conflitti profondi (paura dell'eiaculazione, difficoltà di rapporto con la figura femminile) o più superficiali (ansia da prestazione, stress, lotte di potere nella coppia e così via). Un intervento integrato, che comprenda una parte analitica e alcuni esercizi specifici da fare in coppia, ha buone possibilità di successo.

PUNTO CHIAVE n. 4: la sessuologia ha oggi molti strumenti contro le disfunzioni sessuali, come i disturbi erettili e

l'eiaculazione precoce o ritardata. È importante vincere resistenze e imbarazzi e chiedere aiuto.

Domanda n. 27

Esiste l'andropausa?

Andropausa: è una parola che ha un suono spiacevole alle orecchie di molti. Esso è, tra l'altro, un termine inventato, ricalcato a orecchio sul suo corrispettivo femminile, la menopausa. Ma si tratta di due fenomeni profondamente diversi: per le donne è un evento preciso, addirittura databile, che consiste in un brusco cambiamento ormonale. Negli uomini, invece, le variazioni ormonali sono limitate e soprattutto molto graduali; non c'è una crisi in un'età ben definita, ma un insieme di trasformazioni progressive, nel fisico e nella sessualità.

Domanda n. 28

Come si trasforma la sessualità maschile con l'età?

È fondamentale capire quali sono i cambiamenti nella sessualità maschile legati all'età, perché altrimenti singoli segnali di un eros differente (ma non meno valido) possono essere interpretati, da chi non è informato, come "l'inizio della fine", dando il via a un progressivo ritirarsi dal sesso.

Con l'età cambiano, per esempio, l'angolo formato dall'erezione (acuto nell'adolescenza, si fa lentamente ottuso in età matura) e il tempo che serve per raggiungerla (pur considerando le differenze soggettive, servono pochi secondi da ragazzi, qualche minuto intorno ai cinquanta anni e così via). Spesso è necessaria una stimolazione più diretta: un giovane può sentirsi pronto al rapporto semplicemente pensando al sesso, dopo i cinquanta serve spesso qualche stimolazione sui genitali.

E ancora: con l'avanzare dell'età si hanno un getto spermatico più breve e un periodo refrattario (cioè quel lasso di tempo, dopo l'orgasmo, in cui non è possibile ottenere una nuova erezione) più lungo. Si tratta di cambiamenti molto graduali, che toccano aspetti secondari per la buona riuscita del rapporto e la soddisfazione reciproca. Gli uomini però, specie se non ben informati, a volte accolgono tali trasformazioni con grande ansia, pensando che sia l'inizio di un declino inarrestabile. Non solo invece queste trasformazioni sono tanto lente da consentire una buona sessualità anche in età molto avanzata, ma nella maturità erotica maschile vi sono anche vantaggi: diminuzione dell'eiaculazione precoce, esperienza, raffinatezza, maggiore conoscenza della risposta femminile.

Sono gli anni, è vero, in cui aumentano i disturbi dell'erezione. Ma molto spesso, anziché all'età, sono correlati a malattie tipiche dell'invecchiamento: diabete, disturbi vascolari e neurologici ecc. E qui conta molto la prevenzione, l'evitare il fumo, il fare movimento fisico, la cura dell'alimentazione.

PUNTO CHIAVE n. 5: continuare a godere della sessualità anche in tarda età è possibile, a patto di curare la propria salute.

Domanda n. 29

Gli uomini desiderano solo le donne belle?

«È brutta molto, ma la è pur deliziosa! È veramente brutta; è formica, anzi, se vi pare, è scheletro; ma è anche pozione, magistero, stregheria!», così descrive la propria amante

Baudelaire, che insieme a Luigi XIV e a Descartes pare fosse un autentico feticista della bruttezza.

Il mensile erotico «Blue» fece diversi anni fa un sondaggio e scoprì che, se la quasi totalità degli uomini non ama mostrarsi in giro con una donna brutta, la maggior parte di loro ha però vissuto almeno una volta un forte desiderio, o addirittura una passione travolgente, nei confronti di una persona ben lontana dai canoni tradizionali di grazia e bellezza.

Donne grassissime, basse, sgraziate o altrimenti non belle emanano spesso un fascino non banale, fatto di verità e non di apparenza, toccano corde segrete dell'istintualità maschile e diventano occasione di trasgressione.

RIEPILOGO DEL CAPITOLO 1:

- PUNTO CHIAVE n. 1: la conoscenza delle proprie zone erogene aiuta la sessualità. Oltre ai genitali, vi sono altri punti sensibili, diversi per ciascun uomo e tutti da scoprire.

- PUNTO CHIAVE n. 2: le preoccupazioni sulle dimensioni dei genitali il più delle volte sono infondate. Una chiacchierata con un andrologo potrà restituire sicurezza.

- PUNTO CHIAVE n. 3: i disturbi erettili vanno segnalati al medico perché a volte rivelano in anticipo problematiche di salute che è bene non trascurare.

- PUNTO CHIAVE n. 4: la sessuologia ha oggi molti strumenti contro le disfunzioni sessuali, come i disturbi erettili e l'eiaculazione precoce o ritardata. È importante vincere resistenze e imbarazzi e chiedere aiuto.

- PUNTO CHIAVE n. 5: continuare a godere della sessualità anche in tarda età è possibile, a patto di curare la propria salute.

CAPITOLO 2:

Come vivere al meglio la sessualità femminile

Le domande delle donne riflettono l'approccio femminile alla sessualità. Esse sono in genere più insicure riguardo al proprio corpo e alla propria capacità di attrarre, e saranno liete di scoprire che quelli che considerano difetti (come un po' di chili in più) per i maschi spesso non sono un problema!

Queste domande rispecchiano anche l'attenzione femminile alla relazione e al contesto psicologico nel quale si svolgono i rapporti, spesso maggiore di quella dimostrata dagli uomini (ma le eccezioni ci sono!). Inoltre, le donne vogliono informazioni su erotismo e autoerotismo, sulla salute sessuale e il dolore nei rapporti, su sessualità, menopausa e invecchiamento.

Domanda n. 30

È vero che agli uomini piacciono i seni grandi?

Chi l'ha detto? L'unica cosa certa è che, agli uomini, il seno femminile piace proprio, in sé. Le dimensioni, invece, contano relativamente. Qualcuno ha le sue preferenze in linea teorica, ma non è detto che gli estimatori dei seni grandi siano più numerosi di quelli che li prediligono piccoli e sbarazzini.

Per molti uomini, i seni voluminosi richiamano l'immagine materna: per alcuni è piacevole, per altri soffocante! In più, succede a moltissimi uomini di professare a parole l'amore per un certo tipo di seno e poi di innamorarsi perdutamente di una donna che ce l'ha del tutto diverso.

Domanda n. 31
Perché ogni tanto mi fa male il seno?

Il più delle volte il dolore al seno è conseguenza di un trauma, come un colpo, oppure di un piccolo strappo muscolare, o ancora di una risposta ormonale ciclica (molte donne accusano indolenzimento alle mammelle subito prima, durante o dopo le mestruazioni). Come sempre, se il problema persiste parlane con il tuo ginecologo. Sappi sin d'ora, comunque, che il dolore non è quasi mai segnale di un problema serio, come una forma tumorale.

Domanda n. 32

Una delle piccole labbra è più grande dell'altra, è normale?

Sì. Il nostro corpo non è simmetrico tra la parte destra e quella sinistra. Se osservi il tuo viso, noterai che tra le due parti ci sono molte differenze! Queste asimmetrie possono riguardare i genitali, come nel tuo caso, oppure il seno: moltissime donne hanno una mammella un po' più grande dell'altra, o i capezzoli leggermente diversi. Il fatto è assolutamente consueto e va tenuto sotto osservazione solo se l'asimmetria (per esempio tra le mammelle o i capezzoli), prima assente, compare in un secondo tempo. In questo caso, meglio farsi rassicurare del ginecologo.

Domanda n. 33

Che rapporto c'è tra desiderio sessuale e ciclo mestruale?

Un legame sicuramente esiste, anche se probabilmente non è lo stesso per tutte le donne. I sessuologi si dividono in due scuole di pensiero: alcuni sostengono che il desiderio sia più intenso durante i giorni dell'ovulazione, per ragioni biologiche (è il momento in cui è più facile concepire); altri invece dichiarano che, per un complesso bilanciamento ormonale, sia più favorito il momento subito precedente l'ovulazione. È anche possibile che giochino motivazioni inconsce: le donne che desiderano una gravidanza (anche se magari non ne sono consapevoli) sarebbero più disponibili a metà del ciclo, quelle invece che la temono ritroverebbero lo slancio solo nella seconda fase, quando non sono più fertili.

Domanda n. 34

Avere un clitoride più grande è desiderabile?

È raro che le donne confrontino i propri genitali, cosa che gli uomini invece fanno abbastanza regolarmente (in modo aperto durante l'adolescenza e con furtive occhiate negli spogliatoi e nelle docce in età adulta).

Quest'abitudine permetterebbe anche alle donne di scoprire che le varietà nella forma dei genitali sono tantissime, e di sentirsi rassicurate. Comunque, le dimensioni del clitoride non influiscono affatto sulla sua sensibilità, sulla quantità di piacere e di eccitazione che può dare, né sono un segnale di una maggiore o minore passionalità.

PUNTO CHIAVE n. 6: le dimensioni non contano neppure per le donne: seni più voluminosi o un clitoride più grande non portano maggior piacere sessuale né sono un segnale di più spiccata passionalità.

Domanda n. 35
È normale sentire un po' di dolore nella stimolazione del clitoride?

Sì. Il clitoride ha una grande sensibilità, che varia da persona a persona: dunque, mentre alcune donne trovano la stimolazione diretta molto eccitante, altre non sopportano di essere toccate proprio lì, hanno una sensazione di fastidio, come una piccola scossa elettrica o un po' di dolore. In questi casi, meglio carezzare i genitali tutt'intorno: così la pressione sul clitoride, meno intensa, potrà produrre piacere. La donna può poi imparare a muovere il suo corpo su quello del partner, trovando così il tipo di contatto che la soddisfa di più.

Domanda n. 36

Esiste o non esiste il punto G?

Sì, esiste! È una piccola zona erogena all'interno della vagina, situata nella parte anteriore, capace di provocare un piacere molto intenso. Scoperto nel 1950 dal ginecologo Gräfenberg, il punto G ha dapprima suscitato molto interesse, poi è stato trascurato, perché per le donne è spesso difficile localizzarlo. Ma ci sono studi che ne parlano ancora e anzi ipotizzano che sia il residuo di una sorta di "prostata femminile", una struttura analoga a quella maschile, che nel corpo femminile rimarrebbe appunto a livello non sviluppato. Se adeguatamente stimolato, porterebbe anche a una piccola eiaculazione al femminile, ovvero all'emissione di qualche goccia di liquido, che non è urina e neppure liquido lubrificante. La ripresa di interesse da parte degli specialisti è recente, per cui… Presto ne sapremo di più!

Domanda n. 37

È vero che l'eros femminile è tutto "di testa"?

Si dice che, per la sessualità femminile, le cose che contano siano soprattutto l'atmosfera e il rapporto con il partner. È vero, ma solo in parte. Anche l'eros di lei è fatto di sangue, nervi e ormoni.

E infatti le ultime ricerche sessuologiche si stanno orientando sull'esame delle componenti organiche nella risposta femminile. Si lavora sull'aspetto ormonale, valutando sfumature (per esempio nel livello di androgeni) sino a ieri trascurate; si studia l'efficienza del sistema circolatorio (responsabile della vasocongestione), identificando nella lubrificazione un corrispettivo dell'erezione e si verificano gli effetti che malattia e stili di vita (come il fumo), dannosi per gli uomini, possono avere anche sulle donne.

Domanda n. 38

Qual è la quantità giusta di liquido lubrificante?

Capita a diverse donne di sentirsi a disagio per questo liquido che trasuda dalle pareti vaginali e che può essere anche molto abbondante. Non c'è però niente di cui vergognarsi, anzi: la lubrificazione è un segnale di eccitazione ed è paragonabile all'erezione nei maschi. Tanto lubrificante quindi vuol dire che una donna è molto eccitata, che i suoi desideri sono ben vivi e che il suo corpo è pronto e del tutto disponibile per l'amore. È un segnale che gli uomini trovano estremamente eccitante e gratificante. Il problema, quindi, non esiste.

Domanda n. 39

Come si fa a nascondere la cellulite quando si fa l'amore?

Nascondere chili in più e cellulite in quei momenti non si può. Ma la bella notizia è che non è necessario. Innanzitutto gli uomini non guardano questo inestetismo con gli stessi occhi critici e severi delle donne. Diverse ricerche hanno dimostrato che, per loro, i cuscinetti richiamano comunque un'idea di morbidezza e femminilità: in altre parole, anche se a te può sembrare impossibile, loro possono persino apprezzarla!

In più, tu certo ingigantisci i tuoi difetti, ma il tuo partner, a letto con te, guarda in genere tutto il tuo corpo (e la tua personalità erotica) piuttosto che analizzare i dettagli. Invece, la cosa che gli uomini davvero non sopportano sono le partner rigide, che pur di mettersi solo nelle posizioni esteticamente più favorevoli non si lasciano andare completamente.

PUNTO CHIAVE n. 7: conoscere il proprio corpo, e accettarlo con le sue imperfezioni, è il primo passo per acquisire più sicurezza e godere di una buona sessualità.

Domanda n. 40

A che età è normale cominciare la masturbazione?

È naturale che i bambini sin da piccolissimi, appena imparano a controllare le mani, scoprano che il contatto con i genitali è piacevole. Se non vengono fermati da un adulto convinto che "quelle" cose siano sbagliate, continuano con grande spontaneità a darsi piacere, ancora prima di capire concetti come "sesso" e "masturbazione". Si possono osservare bambini e bambine che si toccano i genitali, che si stimolano andando a cavalluccio sui braccioli dei divani, che inventano sempre nuovi giochi. È un fatto naturale che continua anche per anni, se non censurato da adulti timorosi della sessualità infantile. Con l'adolescenza poi, grazie alla forte spinta ormonale, questi giochi cambiano, si fanno più consapevoli, più indirizzati verso una precisa stimolazione e un traguardo finale: l'orgasmo.

Ma la masturbazione è qualcosa che accompagna uomini e donne per tutta la vita. Qualcuno la lascia un po' da parte quando ha un partner (ma non tutti). Può poi riprendere nei periodi di lontananza del compagno o della compagna, di incomprensione, quando un litigio ha creato una distanza nella coppia, quelli in cui l'altra persona, pur innamorata, attraversa un periodo di stanchezza e nei momenti di solitudine tra una relazione e l'altra.

Domanda n. 41

Come fa una donna a masturbarsi?

La domanda è difficile perché non esiste un unico modo di darsi piacere. In particolare le donne hanno mille metodi diversi per raggiungere l'orgasmo. Qualcuna trova eccitante stringere forte le gambe e sfregarsi contro il materasso senza neppure stimolare i genitali con le mani. Altre invece amano carezzare delicatamente tutto il corpo e poi giocare con il clitoride. Altre ancora si eccitano sotto l'acqua calda della doccia o usano la fontanella del bidet. C'è poi chi fa un grande ricorso alle fantasie e chi preferisce concentrarsi sulle sensazioni fisiche. Come si vede, varietà e libertà assoluta.

Domanda n. 42

Non mi sono mai masturbata, è normale?

Sì. Anche se molte donne lo fanno, non esiste una regola. Forse per te il sesso è soprattutto scambio e desideri viverlo solo in condivisione. Rinunciare all'autoerotismo può essere un problema soltanto se è una "scelta" pilotata da sensi di colpa e/o di disagio più o meno consapevoli. Questo potrebbe essere il segnale che hai introiettato dei forti divieti sulla sessualità, che potrebbero condizionarti in futuro anche nel vivere l'eros a due. Chiediti onestamente se rinunci per disinteresse o per paura: nel secondo caso, non forzarti ma, se avverti una sensazione di ansia nel riflettere sull'argomento, ricordati che una chiacchierata con uno psico-sessuologo può aiutarti.

PUNTO CHIAVE n. 8: l'autoerotismo è una componente normale della sessualità. Aiuta la donna a conoscere il suo corpo e a scoprire la propria personale attitudine al piacere.

Domanda n. 43
Se non sono abbastanza eccitata, posso usare un lubrificante?
Se all'inizio del rapporto non sei abbastanza eccitata, sarebbe meglio rimandare la penetrazione. Il tuo corpo ti sta mandando un segnale ben preciso: c'è qualcosa che non va, non sei pronta per fare l'amore. Può essere un tuo momento (magari sei depressa, distratta o preoccupata per cose che non hanno niente a che vedere con il sesso), oppure sei irritata per qualcosa che lui ha

detto o fatto, o semplicemente "chiusa", per un motivo che non conosci ma che è sicuramente valido, all'idea di fare l'amore. Puoi cercare di capire cosa non va, oppure semplicemente rimandare, rispettando quello che senti.

Se invece il desiderio c'è, ma manca la lubrificazione (è per esempio un problema che talvolta può presentarsi in menopausa e dopo) puoi farti consigliare dal ginecologo un prodotto specifico (ricorda che, se usate un profilattico, il lubrificante non dev'essere a base oleosa, per non intaccare il lattice).

Domanda n. 44

Mi sento insicura e mi confronto con le sue ex...

È un'insicurezza comprensibile che però, se ci pensi bene, non ha ragion di esistere. Può anche essere (ma perché dovresti pensarlo?) che le sue ex fossero più esperte di te: ma le persone trovano la gioia nell'intimità godendo del reciproco coinvolgimento, degli slanci autentici, non certo dell'abilità tecnica. In più, le sue ex non sono più con lui: è segno che qualcosa non ha funzionato e proprio per questo lui ha chiuso con il suo passato e ha scelto di riprovare con te. Sei tu il suo presente!

Domanda n. 45

Lui è scomparso dopo una notte di sesso, mi sento umiliata...

È comprensibile, ti senti usata e abbandonata. Ed è peggio se lui ti ha ingannata, cioè se ti ha fatto credere di volere un vero rapporto, al solo scopo di portarti a letto. Un certo periodo d'amarezza è allora inevitabile e ti aiuterà a elaborare l'esperienza.

In seguito, quanto te la sentirai, cerca di lasciare andare ciò che è accaduto e guardare avanti. Lui non si è comportato bene, ma non ti conviene passare il tempo a rimuginarci su, accumulando rancore; cerca, per quanto puoi, di vederlo per quello che è: un uomo probabilmente immaturo, forse spaventato, sicuramente poco attento, comunque una persona che non ha trovato un equilibrio tra ciò che desidera, ciò che è disposta a dare, le sue paure, le esigenze degli altri. In futuro magari potrai voler scegliere di essere più prudente e forse cercare di conoscere meglio i tuoi partner (ma non è affatto detto che l'episodio che hai vissuto sia dovuto a un tuo errore di fretta: alcuni uomini si comportano così anche con donne che hanno corteggiato a lungo). In ogni caso, cerca di scegliere la prudenza, ma non la diffidenza: per fortuna gli uomini così poco rispettosi sono una minoranza.

PUNTO CHIAVE n. 9: sei stata sedotta e abbandonata? Non chiuderti nel rancore. Sii magari più attenta e selettiva, ma non ostile o diffidente. Gli uomini, per fortuna, non sono tutti uguali!

Domanda n. 46
Quanto ricevo rapporti orali temo di avere un cattivo odore.
È un'ansia comune a molte donne. In realtà i genitali, purché siano puliti e non ci siano infiammazioni in corso, hanno un odore naturale molto attraente per l'altro sesso. Perché pensi che lui desideri baciarti laggiù? Credi che sia uno sciocco che non sa che la vulva ha un suo odore specifico? Se la tua insicurezza persiste, parlagliene e vedrai che ti rassicurerà sulle tue attrattive olfattive.

Domanda n. 47
Lui non è riuscito a fare l'amore con me. Non gli piaccio?

È più probabile che tu gli piaccia troppo! Succede abbastanza di frequente che l'emozione per avere finalmente raggiunto l'intimità con la donna tanto desiderata giochi brutti scherzi.

Non lo stressare chiedendo di rassicurarti sulla tua bellezza: il dato estetico non è in discussione (stai pur sicura che ti ha guardata ben bene prima di provare a fare l'amore con te). Sii dolce e comprensiva, ma non drammatizzare, non farla lunga, non fare da infermierina. Abbraccialo dicendogli che sei stata bene lo stesso e che farete l'amore la prossima volta. Abbi fiducia, perché sarà così.

Domanda n. 48
Se il problema si ripete?

L'emozione può provocare *défaillance* anche per più di una volta, ma se nell'arco di qualche settimana le cose non cambiano affronta con lui il discorso: ha già avuto difficoltà in passato? C'è qualcosa che lo blocca? Cerca con dolcezza di indurlo a parlarne con il suo medico: a volte i disturbi erettili sono un utilissimo campanello d'allarme per un problema fisico. Leggi il capitolo "Come vivere al meglio la sessualità maschile" per saperne di più.

Domanda n. 49

Come faccio a dirgli che una sera non ne ho voglia?

Accade a tutte le donne, ogni tanto, di non sentirsi in vena di sesso. I motivi possono essere diversi: stanchezza, malessere fisico, preoccupazioni, pensieri, una tensione con il partner, o semplicemente un umore non adatto. Eppure per molte persone dire di no al partner, anche solo occasionalmente, è ancora difficile. Succede più spesso alle donne, per il timore che lui si offenda, si arrabbi o ci rimanga male (come se essere amabili significasse essere sempre disponibili – e non è certo così), o che magari l'altro cerchi "consolazione" altrove. Ma imparare a dire di no è importante ed è l'unico modo per poter dire sì pienamente convinti.

Come fare allora? Se capita una sera ogni tanto, va benissimo la vecchia scusa: «Caro, ho mal di testa». Non sempre è necessario dare eccessive spiegazioni: gli uomini in genere sanno benissimo che questa è una frase che segnala una generica indisponibilità e l'accettano senza tante domande. Però sarebbe ancora meglio dire: «Non ho voglia di sesso, ma tienimi abbracciata». L'altro non si sente respinto, tra i due si mantiene comunque l'intimità fisica e dopo le coccole, chissà, potrebbe rinascere il desiderio. Va bene anche esplicitare chiaramente e con sincerità cosa ti rende distante: «Sono ancora tesa per un problema in ufficio (o con mia madre, o con i bambini)». Da qui può nascere una bella complicità, potete parlare o comunque restare insieme per un po'.

Se però ci si rende conto che il no non è la difficoltà di una sera, ma un problema che si ripete, è meglio affrontare l'argomento e spiegarne i motivi. Stanchezza, esaurimento, malesseri vari vanno comunicati con sincerità. Se c'è una difficoltà nel rapporto che ha generato rabbia, è importante analizzarla. Ritrarsi fisicamente, nella speranza che lui capisca o che implori perdono, nuoce sia alla fiducia che al sesso.

A volte invece c'è qualcosa nella sessualità di coppia che non funziona. Non è facile, ma la soluzione non sta nell'evitare il sesso, né nel fingere. Parlarne è una manifestazione di fiducia nel fatto che il partner possa capirti e che, insieme, possiate trovare una soluzione. In qualche caso forse deciderete di aver bisogno di un aiuto esterno, ma non è detto: a volte una condivisione sincera di emozioni e difficoltà può sbloccare molte cose.

Domanda n. 50

Cosa fare se si prova dolore nei rapporti?

A volte il dolore è dovuto a una certa rigidità o alla mancanza di una vera disponibilità al rapporto: sono fattori che possono spingere la donna a contrarre i muscoli vaginali. Altre volte è possibile che ci sia poca lubrificazione (vedi domande n. 43 e 56).

Non escludere l'evenienza che a causare i dolori sia uno stato infiammatorio, anche molto leggero o "sottosoglia", come si dice con termine medico, e dunque difficilmente riconosciuto. Ad alcune donne è successo di aver ricevuto una diagnosi corretta di infiammazioni come le vestiboliti o le cistiti interstiziali, oppure di endometriosi, solo dopo anni. In questa lunga parentesi di incertezza purtroppo c'è tanta sofferenza inutile e contemporaneamente la sessualità può restare inibita e frustrata. Lo specialista di riferimento in queste situazioni è, in primo luogo, un ginecologo molto attento e competente.

Domanda n. 51

Cos'è il vaginismo?

È un disturbo della riposta sessuale femminile. Le donne affette da vaginismo non riescono ad avere rapporti sessuali perché, appena il pene del compagno si avvicina alla vagina, i muscoli che ne circondano l'entrata si contraggono spasmodicamente, al punto da non permettere la penetrazione. Spesso queste contrazioni, involontarie, sono tali da impedire l'introduzione in vagina persino di un tampone, di un dito o dello speculum (cioè lo strumento necessario al ginecologo per la visita). Il vaginismo può essere primario, se la donna non è mai riuscita ad avere rapporti sessuali, o secondario, se è comparso dopo un periodo in cui i rapporti erano normali.

Quali sono le cause di questo disturbo? Spesso il vaginismo primario si trova in ragazze che hanno avuto un'educazione molto rigida e repressiva riguardo alla sessualità, e che nascondono forti sensi di colpa o di paura sul sesso, e in particolare riguardo la penetrazione. Altre volte, invece, la causa è l'essere state impressionate da racconti raccapriccianti riguardo al dolore e alla perdita di sangue della prima volta (ribadisco che questi racconti sono frutto di esagerazioni e fantasie: né il dolore né il sanguinamento sono una costante della prima volta, e comunque entrambi sono trascurabili e di lieve entità). Può causare il vaginismo l'aver subito violenza o molestie sessuali.

Il vaginismo secondario molto spesso ha cause fisiche: magari i rapporti a un certo punto sono diventati dolorosi e lo spasmo è la logica risposta del corpo che cerca di proteggersi da una penetrazione che porterebbe solo disagio.

Si può curare il vaginismo? Sì. La sessuologia ha messo a punto trattamenti specifici, che in genere prevedono l'accostamento di esercizi comportamentali, sedute di colloquio e, a volte, un aiuto farmacologico. Bisogna ricordare però che il problema non passa da solo, anzi: attendere che accada può farlo peggiorare. Meglio chiedere aiuto al più presto, con fiducia.

Domanda n. 52

Quanto conta davvero la bellezza in amore e nel sesso?

La bellezza fisica può molto avere un ruolo importante nel favorire gli approcci e nell'attirare le persone, ma, al dunque, sono altre le qualità che portano fortuna in amore. Una ragazza molto bella è più corteggiata, e dunque in linea teorica ha più opportunità, però rischia di essere rincorsa da partner interessati solo al suo aspetto piuttosto che alla sua personalità, e di accumulare delusioni.

Le qualità vincenti nell'amore sono invece la disponibilità all'affetto e allo scambio, e la fiducia in se stesse. Nel sesso più che la bellezza è importante, sia per attirare potenziali partner che per vivere dei bei momenti, la sensualità. Ma non si tratta di atteggiarsi a dee del sesso: la sensualità che attira è quella emanata da una donna che sta bene nella propria pelle, che conosce e accetta il proprio corpo e le sensazioni che può dare. In questo senso, qualsiasi donna può diventare più sensuale accettandosi e vivendo di più "nel corpo".

PUNTO CHIAVE n. 10: le qualità vincenti, nell'amore e nel sesso, sono la disponibilità allo scambio con l'altro, l'apertura alle emozioni, la sensualità, la fiducia in se stesse; tutto questo conta assai più della bellezza e della giovinezza.

Domanda n. 53
Cosa dire a un uomo che mi chiede quanti partner ho avuto?

Non esistono risposte giuste o sbagliate in assoluto. Il tuo compagno dovrebbe accettarti così come sei, anche con la tua esperienza o inesperienza in fatto di sentimenti e sesso.

A volte possono sorgere tensioni se la donna ha accumulato numerose esperienze: un uomo può sentirsi insicuro e applicare la solita "doppia norma morale" per cui un maschio con tanta esperienza è un affascinante rubacuori e una donna che abbia avuto lo stesso numero di storie è "una facile".

Altre volte, invece, il tuo partner può trovarsi a temere il confronto con i tuoi ex, paventando di non essere all'altezza delle esperienze che hai già avuto. Aggiungi anche la gelosia retrospettiva e capirai i contrasti che possono insorgere… La soluzione? Prova a non dirgli il numero delle tue relazioni (specie se sono state numerose): rispondi che col tempo, se vuole, gli parlerai del tuo passato, ma preferisci raccontare le tue emozioni ed esperienze, piuttosto che riportare dei numeri. Comunque, per fortuna, oggi ci sono anche uomini capaci di apprezzare l'esperienza e la vivacità relazionale in una donna.

Domanda n. 54

Chi ha un buon appetito a tavola è anche un'ottima amante?

Una qualche correlazione ci può essere. Chi mangia con piacere è una persona aperta alle sollecitazioni dei sensi (il gusto, soprattutto, ma anche l'olfatto e la vista), che sa soddisfare i propri bisogni e sa accogliere il piacere con serenità, senza sensi di colpa, perché pensa di meritarselo: tutti atteggiamenti che si ritrovano in maniera analoga nella sessualità.

Ma attenzione a non farne una regola rigida, soprattutto in negativo: non si deve concludere, in altri termini, che chi "mangia come un uccellino" sia una persona con problemi sessuali o con scarsa libido.

Domanda n. 55

È vero che nelle donne la sessualità migliora con gli anni?

Sì, senz'altro. La sessualità femminile è diversa da quella maschile, meno immediata. Richiede consapevolezza del corpo, esperienza, capacità di incanalare le sensazioni verso l'orgasmo e così via. Con gli anni, poi, le donne imparano a migliorare la relazione con il compagno, a darsi a lui con più fiducia, a non essere timide e a non aver paura di chiedergli le stimolazioni di cui hanno bisogno. Tutto questo ha un impatto positivo notevole sulla possibilità di provare piacere.

Domanda n. 56
Cosa succede con la menopausa?

Alcune donne, negli anni intorno alla menopausa, possono avvertire determinati disturbi legati al calo degli estrogeni. Si tratta sempre di situazioni molto soggettive, non è così raro attraversare questi anni senza particolari problemi. Ci sono poi delle trasformazioni che riguardano in particolare la sfera della sessualità; è importante conoscerle per accettarle e capire che, se possono talvolta portare a un modo un po' diverso di vivere l'esperienza erotica, non ne determinano affatto la fine. È per fortuna tramontata del tutto l'epoca in cui si pensava che una donna dopo i cinquanta dovesse "tirare i remi in barca": oggi moltissime persone nella seconda metà della vita hanno rapporti intimi regolari e appaganti.

Ciò che forse più frequentemente si riscontra è la secchezza vaginale, ovvero una minore produzione di liquido lubrificante, inconveniente, anche questo, soggettivo. Per alcune la lubrificazione è sufficiente, ma si forma più lentamente. La diminuzione degli estrogeni talvolta rende più sottili le pareti vaginali, il che può facilitare le irritazioni e provocare un po' di dolore durante il rapporto. Secchezza e dolore nella penetrazione sono problemi che vanno risolti con l'aiuto del ginecologo; spesso sono sufficienti gel o preparati locali agli estrogeni.

Questi problemi sono in genere più frequenti nelle donne che non fanno l'amore da un bel po' di tempo. I rapporti sessuali continuativi, invece, aiutano a mantenere l'elasticità della vagina. Tali disagi, come ho già detto, sono molto soggettivi. Per chi accusa un senso di generale smarrimento negli anni del climaterio (che per qualcuna, ma solo per qualcuna, può significare anche un calo del desiderio), è importante ricordare che, quando il nuovo equilibrio ormonale si sarà assestato, ci si sentirà molto meglio e probabilmente di nuovo disponibili al sesso.

Una volta trovata – con l'aiuto di un bravo ginecologo – la soluzione agli eventuali problemi fisici, una volta ritrovato un certo equilibrio psicofisico (per chi ha vissuto con disorientamento il periodo del climaterio) la sessualità dopo la menopausa può vivere una nuova fase di gratificazioni e soddisfazioni. A patto, però, di avere un partner disponibile, in buona salute, attento e premuroso. Se la coppia è affiatata, l'intesa non cambia, anzi forse, per certi versi, può anche migliorare. Gli uomini nella seconda metà della vita hanno meno "fretta" nel rapporto e iniziano a dare più spazio ai preliminari, alle coccole, alle sfumature che tanto piacciono alle donne.

Domanda n. 57

Mi sento confusa: che differenza c'è tra amore e desiderio?

In linea teorica, amore e desiderio sono due cose molto diverse, anche se spesso si sperimentano insieme. L'amore è un sentimento profondo di trasporto per un'altra persona, di preoccupazione per il suo bene, di desiderio di un intimo legame che includa la sfera sessuale, ma anche quella affettiva. Chi ama vuole stare tanto tempo insieme al partner, fare dei progetti comuni, adoperarsi per renderlo felice.

Il desiderio è uno stato d'animo molto più semplice e, di solito, immediato. È la voglia di fare l'amore con qualcuno, di avere con questa persona un'intimità sessuale e sensuale. Può includere il bisogno di piacerle, di passare del tempo con lei (possibilmente impegnati in attività erotiche). Può anche, ma non sempre, comprendere un senso di tenerezza e di amicizia.

Insomma, nel primo caso si vuol bene a una persona, si desidera vivere tante cose con lei e raggiungere insieme una felicità più completa. Nel secondo il pensiero è alle ore piacevoli da passare in intimità… e non molto altro. Detto così, sembra quasi impossibile confondersi. E invece nella realtà succede spesso di non sapere bene ciò che si prova. Capita perché nell'amore c'è una quota di desiderio e qualche volta, magari inaspettatamente, il desiderio può trasformarsi in amore. Inoltre, a confondere le idee possono aggiungersi l'educazione ricevuta e le proprie idee sulla morale e sul sesso. Se ti hanno sempre ripetuto che «non sta bene per una donna fare l'amore se non è innamorata», è facile che tu, nel provare una forte attrazione, sia più portata a pensare che si tratti di amore, forse solo per salvarti la coscienza. Non è che ti inganni proprio consapevolmente, ma ti viene più naturale "leggere" la situazione in un certo modo. Invece, una donna educata in maniera libera, alla quale è stato ripetuto che l'importante è avere rispetto per le persone (e farsi rispettare) e che non c'è niente di male nell'intrattenere una relazione di sesso anche solo in presenza di stima e amicizia (purché non ci si inganni a vicenda) sarà forse più brava a distinguere i propri sentimenti.

Ma può succedere anche il contrario: non ti va di ammettere di essere innamorata, perché hai paura di sentirti dipendente dalla persona che ami o di apparire debole e vulnerabile (specie se non sei certa di essere corrisposta) e così ti convinci di provare solo attrazione fisica. Molte donne, poi, imbrogliano le carte consapevolmente in questo senso: non comunicano chiaramente i propri sentimenti in modo che il partner non si senta troppo sicuro. È una strategia seduttiva che può funzionare con chi non vuole legami stabili e ha paura dei suoi stessi sentimenti. Ma a un certo punto bisogna posare la maschera e parlarsi: che amore è se non ci si può fidare l'uno dell'altra e mostrare la propria vulnerabilità?

RIEPILOGO DEL CAPITOLO 2:

- PUNTO CHIAVE n. 6: le dimensioni non contano neppure per le donne: seni più voluminosi o un clitoride più grande non portano maggior piacere sessuale né sono un segnale di più spiccata passionalità.

- PUNTO CHIAVE n. 7: conoscere il proprio corpo, e accettarlo con le sue imperfezioni, è il primo passo per acquisire più sicurezza e godere di una buona sessualità.

- PUNTO CHIAVE n. 8: l'autoerotismo è una componente normale della sessualità. Aiuta la donna a conoscere il suo corpo e a scoprire la propria personale attitudine al piacere.

- PUNTO CHIAVE n. 9: sei stata sedotta e abbandonata? Non chiuderti nel rancore. Sii magari più attenta e selettiva, ma non ostile o diffidente. Gli uomini, per fortuna, non sono tutti uguali!

- PUNTO CHIAVE n. 10: le qualità vincenti, nell'amore e nel sesso, sono la disponibilità allo scambio con l'altro, l'apertura alle emozioni, la sensualità, la fiducia in se stesse; tutto questo conta assai più della bellezza e della giovinezza.

CAPITOLO 3:

Come favorire il piacere e superare le difficoltà

Orgasmo, questo sconosciuto. Molte persone non sanno neppure che cosa accade nel proprio corpo al momento di questo godimento tanto cercato! Ci sono poi ancora confusioni tra orgasmo clitorideo e orgasmo vaginale, e c'è, per alcune donne, la voglia di sapere come raggiungerlo più facilmente.

Infine, le domande classiche: è vero che tutte le donne una volta o l'altra hanno fatto finta? E come si fa a capire quando la partner simula?

Domanda n. 58

Cosa accade durante l'orgasmo nel corpo di lei e di lui?

L'orgasmo femminile consiste nella contrazione dei muscoli genitali intorno alla vagina. È originato dalla stimolazione del clitoride, sia diretta che indiretta. Avviene dopo un'opportuna preparazione degli organi genitali.

69

L'orgasmo maschile consiste in due fasi distinte. Nella prima, ci sono le contrazioni degli organi riproduttivi interni, la prostata, i vasi deferenti, le vescichette seminali, che "spremono" il seme sino alla radice del pene. Questa fase è accompagnata dalle sensazioni di imminenza orgasmica, che molti uomini sanno riconoscere: sono le sensazioni che permettono loro, se lo desiderano, di fermarsi interrompendo la stimolazione e rimandando l'eiaculazione. Nella seconda fase, invece, l'orgasmo è ormai innescato e diventa inevitabile. Questa è caratterizzata dalle contrazioni dei muscoli alla base del pene, che permettono la fuoriuscita del getto.

Domanda n. 59

E cosa accade nella psiche?

In genere c'è la percezione di un'intensa gradevolezza. A volte può essere una sensazione così forte che qualcuno la descrive quasi come una perdita di coscienza. I francesi, per questo, chiamano l'orgasmo "piccola morte".

È per tale motivo che le persone rigide e molto controllate hanno difficoltà a lasciarsi andare: in quel momento non possono certo sorvegliare ciò che accade! Inoltre con l'orgasmo si imprime nella nostra memoria il ricordo del piacere, che sarà da stimolo, poi, per accendere nuovamente il desiderio.

Domanda n. 60

Meglio l'orgasmo clitorideo o quello vaginale?

Molte persone credono ancora che esistano orgasmi diversi. L'idea risale a Freud, che bollava come "nevrotico" quello clitorideo e come "maturo" quello vaginale, ma è stata completamente superata dalla sessuologia contemporanea. In realtà l'orgasmo è uno solo: sia che la stimolazione parta dal clitoride, sia che si concentri nella vagina con la penetrazione, il risultato è lo stesso: un piacere fatto di ritmiche contrazioni vaginali. Un unico evento, dunque, con due "vie d'accesso" diverse (a volte solo apparentemente).

Per molte donne una diretta stimolazione clitoridea è necessaria per raggiungere l'acme: è bene accettarlo, per non inseguire falsi miti di orgasmi "migliori". Ma anche quando la stimolazione è vaginale, come durante la penetrazione, il clitoride è comunque coinvolto, massaggiato e stimolato dal movimento dei tessuti circostanti.

PUNTO CHIAVE n. 11: non esistono due orgasmi diversi, clitorideo e vaginale, ma un unico orgasmo che si raggiunge con stimolazioni differenti.

Domanda n. 61
Perché le donne non raggiungono l'orgasmo subito, sin dalle prime volte?
La sessualità femminile è diversa da quella maschile, meno automatica, più varia e complessa. A questo si aggiunge il peso di atteggiamenti culturali ancora da eliminare: è facile che i maschi siano più incoraggiati a fare sesso e abbiano meno sensi di colpa.

A causa di radicati condizionamenti sociali e culturali, spesso le donne, per essere accettate, hanno dovuto mostrarsi disinteressate all'eros. Molte ragazze hanno ricevuto un'educazione repressiva dal punto di vista del sesso e probabilmente la maggior parte sente il peso di una cultura che, pur superando tanti pregiudizi, ha ancora un po' paura del godimento femminile. In più, la masturbazione (un ottimo esercizio preliminare, se desiderato) non è praticata proprio da tutte le donne, né in giovane età né nella maturità.

Questi fattori fanno sì che spesso nei primi approcci le ragazze siano un po' disorientate: provano tante sensazioni sconosciute, ma non riescono automaticamente a "incanalarle" verso l'orgasmo. Bisogna avere pazienza e imparare ad ascoltarsi. Fattori di ostacolo sono una scarsa conoscenza del corpo, la difficoltà a lasciarsi andare, la paura di provare un piacere "troppo forte", il timore di una gravidanza indesiderata o delle malattie (basta usare il profilattico), il fare l'amore in condizioni precarie (in luoghi con poca privacy), la mancanza di fiducia nel partner.

PUNTO CHIAVE n. 12: per le donne raggiungere l'orgasmo può essere un processo graduale, perché quella femminile è una sessualità più varia e complessa, ma anche a causa di condizionamenti culturali.

Domanda n. 62
Come può una donna raggiungere l'orgasmo più facilmente?

Premettendo che ognuna può incontrare difficoltà diverse, elenco alcuni consigli validi per tutte:

- fai l'amore solo quando sei ben disposta e lo desideri veramente. Impara a dare valore al sesso comunque, anche se l'orgasmo non arriva;

- cerca l'orgasmo con un partner che ti piace davvero, che sia attento, disponibile, affettuoso. È inutile provare a lasciarsi andare e rincorrere affannosamente il piacere con un uomo di cui non ti fidi, che non ti fa sentire amata o non ha le dovute attenzioni (anche se tante donne lo fanno);

- chiedi senza paura le carezze di cui hai bisogno. La maggior parte degli uomini ha imparato che ogni donna è diversa e apprezza quelle che sanno dire ciò di cui hanno bisogno;

- se sei abituata all'autoerotismo, praticalo tutte le volte che ne hai voglia, anche se hai un partner: accade molto spesso di provare il piacere prima da sole e solo dopo in coppia;

- diventa amica del tuo corpo, non fissarti sulle posizioni che ti donano di più o di meno, non passare tutto il tempo a chiederti se si vede la cellulite (i maschi in quei momenti non notano il grasso, ma quanto sei partecipe);

- abbandonati completamente a ciò che stai vivendo, immergiti nella piacevolezza delle sensazioni, lasciati andare all'eccitazione, senza porti mete e senza chiederti cosa succederà più tardi;

- smetti di osservarti dall'esterno, mentre fai l'amore, giudicando e criticando ogni tua mossa, oppure cronometrando quanto ci metti;

- non preoccuparti per lui, cosa penserà, se si stancherà, si annoierà e così via. Gli uomini sono gratificati di sapere che stanno dando piacere alla compagna. Se tu per prima non svaluti il godimento che ricevi, se mostri di apprezzare ciò che accade (indipendentemente dal raggiungimento l'orgasmo), il tuo partner sarà probabilmente contento di prendersi cura di te;

- sperimenta posizioni diverse: in alcune il clitoride è più libero e può essere stimolato e accarezzato con le mani, in altre invece l'osso pubico di lui eserciterà in quel punto una pressione molto piacevole;

- smetti di ossessionarti: l'orgasmo arriva con il rilassamento, quando si cessa di osservarsi e chiedersi ansiosamente quando giungerà.

Domanda n. 63

Parlarne con le amiche può essere utile?

Per certi versi sì, molto, per capire sensazioni sfuggenti, per apprendere magari piccoli accorgimenti tecnici in un clima di confidenza e complicità, per sdrammatizzare le difficoltà. Ma attenzione: il sesso si presta a mitizzazioni, esagerazioni, spirito di competizione... Se ti senti raccontare esperienze grandiose, sei sicura che la tua amica non stia bluffando? Interrompi ogni confronto che, anziché aiutarti, ti faccia sentire inadeguata.

Domanda n. 64

È vero che gli esercizi di Kegel facilitano l'orgasmo?

Sì. Questi esercizi sono stati inventati più di cinquanta anni fa dal dottor Arnold Kegel, ginecologo statunitense. In origine erano stati pensati per le donne che soffrivano di incontinenza: servono infatti a potenziare i muscoli vaginali o pubo-coccigei. Ben presto però si vide che chi li metteva in pratica riusciva ad accrescere la propria capacità di provare sensazioni intense e di raggiungere l'orgasmo.

Sono esercizi facili, utili per tutte, e si possono fare anche da sole. Per individuare il muscolo che sarà coinvolto negli esercizi, prova a interromperti mentre urini: ecco, quello che si contrae è il muscolo pubo-coccigeo. Stringi il muscolo e mantienilo per circa tre secondi, rilassalo e ripeti varie volte. Oppure contrailo e rilassalo rapidissimamente, tante volte di seguito. Sono esercizi che puoi fare in qualsiasi momento, mentre aspetti l'autobus o la metro, in una pausa dal lavoro, perché nessuno intorno a te può accorgersene.

Non aspettarti però grandi sensazioni mentre li fai: qualcuna potrà anzi sentirsi un po' a disagio. Non importa: ciò che conta non è quello che percepisci, ma il puro e semplice lavoro muscolare.

Questi esercizi sono utili a tutte le donne, aiutano quelle che non raggiungono il piacere e permettono, a chi ci riesce già, di provare sensazioni più intense. Inoltre prevengono l'incontinenza (sono importanti dunque per chi ha avuto figli e nella seconda metà della vita).

PUNTO CHIAVE n. 13: fattori che aiutano la donna a raggiungere l'orgasmo sono, tra gli altri: la conoscenza del corpo, l'autoerotismo, la fiducia in sé, la rinuncia al controllo delle sensazioni, il rilassamento e un buon rapporto con il partner.

Domanda n. 65

Cosa sono gli orgasmi multipli?

Le donne, a differenza degli uomini, non hanno bisogno di attendere del tempo, dopo un orgasmo, prima di averne un altro. Ecco dunque che in un unico rapporto è possibile raggiungere il piacere anche più volte.

Molti sessuologi avvertono, però, che l'orgasmo multiplo va considerato una possibilità, non la normalità. Di fatto, la maggior parte delle donne solo occasionalmente raggiunge il piacere più di una volta nel rapporto. Per moltissime, un singolo orgasmo è più che sufficiente; esse riferiscono inoltre di provare, come succede agli uomini, il desiderio di "essere lasciate un po' tranquille", subito dopo il rapporto. Il piacere multiplo non deve diventare un obbligo angoscioso: può essere molto soddisfacente, ma non più di un orgasmo singolo, vissuto con totale coinvolgimento.

Domanda n. 66

Perché gli uomini non hanno orgasmi multipli come le donne?

Dopo l'eiaculazione, l'uomo ha un periodo refrattario: è quel lasso di tempo nel corso del quale non è possibile avere una nuova erezione. È fisiologicamente necessario perché i corpi cavernosi del pene, dopo essersi svuotati, possano tornare a dilatarsi riempiendosi di sangue. Il periodo refrattario dipende dall'età, oltre che dallo stato di salute della persona: negli adolescenti è minimo, negli uomini adulti può durare anche mezz'ora o un'ora, nella terza età allungarsi sino a diverse ore o giorni.

Domanda n. 67

Cosa sono gli orgasmi simultanei?

Il godimento si dice simultaneo quando arriva esattamente nello stesso momento per lei e per lui. Quando succede, è un'esperienza molto dolce, perché ci si sente del tutto sintonizzati. Ma anche raggiungere l'acme uno per volta va bene ed è bello, perché così ognuno può guardare l'altro proprio in quel momento, e partecipare al suo piacere. L'idea che se due si amano veramente hanno l'orgasmo insieme è un mito da sfatare: se due si amano veramente, accettano con gratitudine il piacere in qualsiasi momento arrivi.

Domanda n. 68

Lui può offendersi se mi "aiuto" da sola quando siamo insieme?

Sono pochissimi gli uomini che pensano ancora di dover fare tutto loro, a letto con la partner. È probabile invece che trovino assolutamente naturali i tuoi gesti. Se, caso raro, dovessi notare un'espressione sorpresa, parla senza paura e spiega che certe carezze ti sono necessarie per raggiungere l'orgasmo. Se lui lo desidera, puoi insegnargli come darti la giusta stimolazione.

PUNTO CHIAVE n. 14: è fondamentale per lei la ricerca delle stimolazioni e delle posizioni più adatte al piacere. L'uomo oggi non si offende più, anzi apprezza se la partner gli insegna le stimolazioni che le sono più gradite.

Domanda n. 69

Cosa sente lui durante l'orgasmo?

Anche per gli uomini l'esperienza varia da persona a persona. Comunque spesso nei racconti maschili emergono elementi comuni: sciogliersi, darsi, affidarsi, perdersi nella compagna.

Domanda n. 70

Anche per un uomo un orgasmo è diverso dall'altro?

Sì: ogni orgasmo, anche per il maschio, è strettamente legato alla situazione emotiva e al clima psicologico che l'ha portato a raggiungere l'apice del piacere. Ugualmente è variabile la quantità di seme emesso: essa dipende dall'età, dalla costituzione individuale, da quanti rapporti sessuali ci sono stati in quei giorni (più rapporti si hanno, minore è la quantità di seme), ma anche dal coinvolgimento emotivo (se è molto intenso a volte, ma non sempre, lo sperma è di più).

Domanda n. 71

Succede anche a lui di fingere?

Fisiologicamente, l'uomo non può certo simulare un'eiaculazione! Ma qualche volta fa mostra di aver provato un piacere più intenso e coinvolgente di quello davvero vissuto. Gli uomini dunque non fingono l'esperienza, ma a volte simulano sulla sua qualità.

Domanda n. 72
L'orgasmo è sempre piacevole?

No, non sempre. Quello della piacevolezza dell'orgasmo, sempre e comunque, è uno dei miti della sessualità da sfatare, perché può essere causa di frustrazioni e delusioni, soprattutto per le donne. Alcune di loro, all'inizio della vita sessuale, hanno orgasmi molto tenui: è bene sapere che si può migliorare di parecchio! Ma è bene anche, intanto, apprezzare quanto di piacevole accade, senza inseguire piaceri "mitici".

In realtà, si tratta di un'esperienza estremamente soggettiva che varia a seconda delle circostanze, dello stato d'animo, della fase della vita, di quanto ci si è lasciati andare, del partner con cui ci si trova e così via. A volte gli orgasmi sono ondate travolgenti, ma possono anche essere molto più tranquilli, o addirittura quasi impercettibili. In alcune circostanze sono accompagnati da un fiume di emozioni fortissime, aprono il cuore e danno un senso indicibile di felicità, oppure possono essere percepiti come un semplice sfogo della tensione fisica, un sollievo meccanico, in qualche modo "senza sapore", fino a essere accompagnati da sensazioni di amarezza o solitudine.

Se questo accade, è inutile dire: «Io non sono una persona sensuale», o «io ho dei brutti orgasmi (le altre donne o gli altri uomini, invece...)» Meglio registrare cosa, nell'esperienza, ha provocato rigetto, dispiacere più o meno inconscio, o semplice disagio. Si può scegliere che la prossima esperienza sessuale avvenga in circostanze diverse e sia più sentita e partecipata, e dunque accompagnata da sensazioni più positive.

Domanda n. 73

Perché a volte dopo l'orgasmo ci si sente tristi?

Succede soprattutto alle donne, anche se, per fortuna, è una sensazione che emerge solo occasionalmente. Le cause sono psicologiche: dopo il momento del massimo piacere fisico e della massima vicinanza, c'è un distacco che può farle sentire "svuotate", o far scattare la strana sensazione di essere "abbandonate" (anche perché spesso, effettivamente, l'uomo apprezza questo momento di separazione e a volte lo sottolinea alzandosi, accendendosi una sigaretta, addormentandosi e così via).

Può anche capitare che donne solitamente molto controllate, abbandonandosi all'orgasmo, lascino loro malgrado emergere altre sensazioni normalmente rimosse: sentimenti di disagio, di solitudine, di ansia. Se questo accade ogni tanto, non c'è niente di cui preoccuparsi; è ovvio invece che, se simili sensazioni sono la regola, vanno considerate un campanello d'allarme, da decodificare con l'aiuto di uno specialista.

Domanda n. 74
È vero che a quasi tutte le donne capita di fingere l'orgasmo?
Sì. Quasi tutte le donne confessano di avere, almeno qualche volta, simulato un orgasmo. Alcune, che vivono la sessualità con difficoltà, lo fanno regolarmente. Ma perché allora non dare a se stesse la possibilità di una soddisfazione più autentica, con una terapia sessuologica?

Eppure anche a quelle che vivono l'eros solitamente senza problemi ogni tanto capita di fingere. Può accadere le prime volte in una nuova relazione: non sempre è facile trovare immediatamente l'intimità necessaria ad abbandonarsi del tutto e il coraggio di chiedere le stimolazioni preferite. Allora magari qualcuna sceglie di simulare, pensando che il piacere vero sarà raggiunto non appena si sentirà più a suo agio. Altre volte lo si fa perché si è perso un po' di slancio o si è affaticate: prima era divertente, ma è arrivato il momento di smettere (e magari il giorno dopo ci si deve alzare presto e si sta pensando più al sonno perso che al sesso).

Diverse donne vivono con imbarazzo la mancanza di orgasmo, anche se occasionale. Spesso il disagio è dato da una loro insicurezza, esse pensano di "dover" essere eccellenti a letto, temendo, in caso contrario, di non essere amate. Magari si confrontano con le scene dei film, con ciò che raccontano le riviste: sembra che tutte raggiungano senza problemi orgasmi esplosivi. Mentre la normalità è che si può fare sesso coinvolgente pur con un orgasmo tenue o assente.

Una simulazione occasionale e saltuaria non è sempre un male: a molte donne succede di fingere all'inizio un'eccitazione che non c'è e poi di farsi trascinare (la finzione stessa è stimolante) e di provare infine un piacere vero. L'abitudine a simulare con regolarità, invece, segnala mancanza di fiducia in se stesse e nel partner. È davvero deleteria, perché inserisce un elemento importante di insincerità nella comunicazione di coppia e priva la donna della possibilità di chiedere a lui ciò che potrebbe aiutarla.

Domanda n. 75
Ho paura che lei finga l'orgasmo, come posso capirlo?
Potresti fare attenzione ad alcuni segnali fisici e comportamentali: gemiti e sospiri, brividi, rossore sul petto, palpitazioni. Poi, alcune donne sentono calare l'eccitazione in modo evidente (e puoi accorgertene anche tu) e, magari anche solo per pochi secondi, ti chiedono di interrompere la stimolazione.

Perché, però, ti poni un tale interrogativo? Forse sei molto giovane e inesperto: in questo caso, imparerai presto a capire. Oppure hai poca fiducia nella tua partner, temi che possa ingannarti? Ricorda che una finzione occasionale non è importante (vuol dire che il più delle volte lei sta bene con te). Se invece sospetti che la simulazione sia continuativa, avete un problema di comunicazione e di fiducia: non accusarla di averti ingannato (se l'ha fatto, è stato probabilmente per insicurezza e paura di non essere accettata), ma cerca di parlarle con comprensione e di rassicurarla, dicendoti disposto a cercare insieme il modo per regalarle una soddisfazione più vera.

PUNTO CHIAVE n. 15: a molte donne è capitato di fingere. Una simulazione occasionale non fa danni, se è continua invece mina la comunicazione e la fiducia nella coppia e preclude alla donna la possibilità di un piacere vero.

Domanda n. 76

Ma perché l'orgasmo femminile, per lui, è così importante?

È in primo luogo una soddisfazione narcisistica: lui si sente confermato nella propria abilità di amante. E c'è ovviamente il desiderio di vivere insieme un momento che sia bello e completo per entrambi, oltre che la gioia di regalare felicità. Spesso gli uomini non comprendono la complessità, e a volte le difficoltà, della sessualità femminile. Ecco perché talvolta insistono mentre lei, stanca, per una volta vorrebbe lasciar perdere.

RIEPILOGO DEL CAPITOLO 3:

- PUNTO CHIAVE n. 11: non esistono due orgasmi diversi, clitorideo e vaginale, ma un unico orgasmo che si raggiunge con stimolazioni differenti.

- PUNTO CHIAVE n. 12: per le donne raggiungere l'orgasmo può essere un processo graduale, perché quella femminile è una sessualità più varia e complessa, ma anche a causa di condizionamenti culturali.

- PUNTO CHIAVE n. 13: fattori che aiutano la donna a raggiungere l'orgasmo sono, tra gli altri: la conoscenza del corpo, l'autoerotismo, la fiducia in sé, la rinuncia al controllo delle sensazioni, il rilassamento e un buon rapporto con il partner.

- PUNTO CHIAVE n. 14: è fondamentale per lei la ricerca delle stimolazioni e delle posizioni più adatte al piacere. L'uomo oggi non si offende più, anzi apprezza se la partner gli insegna le stimolazioni che le sono più gradite.

- PUNTO CHIAVE n. 15: a molte donne è capitato di fingere. Una simulazione occasionale non fa danni, se è continua invece mina la comunicazione e la fiducia nella coppia e preclude alla donna la possibilità di un piacere vero.

CAPITOLO 4:
Come l'immaginario erotico
può aiutare la sessualità

Le fantasie sessuali sono quelle immagini, fisse o in movimento, che compaiono nella nostra mente (a volte volontariamente, altre volte no) e ci provocano eccitazione sessuale.

Coltivare un ricco immaginario erotico è utile per tenere vivo il desiderio e per conoscere sempre meglio, sperimentandolo senza pericolo in un mondo di sogni, ciò che ci piace nell'eros.

Condividere le fantasie sessuali con il partner può essere piacevole, ma con prudenza: la gelosia è in agguato (se i sogni coinvolgono altre persone) e non sempre metterle in pratica si rivela una buona idea.

Domanda n. 77
Cosa si intende quando si parla di fantasie sessuali?

Con questo termine ci si riferisce a qualcosa che è nella tua testa (singole immagini, come dei fotogrammi fissi, o scene più strutturate, come un vero e proprio piccolo film) e che tu richiami per provare piacere ed eccitazione sessuali (qualche volta, però, queste fantasie non aspettano di essere da te evocate e si presentano quasi prepotentemente, magari mentre stai cercando di fare qualcos'altro, come lavorare).

Tali sogni parlano di te e della tua storia: infatti non è un caso che tu trovi molto eccitanti certe scene, mentre altre (magari apprezzate da diverse persone) ti lasciano quasi indifferente. Su questa base di gusti che proviene dalle caratteristiche e dalle esigenze profonde della tua psiche tu puoi lavorare "costruendo" scenari che ti aggradano, aggiungendo e togliendo elementi.

Domanda n. 78
Ho sognato di avere un rapporto sessuale con mio padre.
I sogni notturni, così come molte fantasie sessuali, non vanno presi alla lettera, ma interpretati. Sognare di fare l'amore con un genitore crea molta ansia, ma è un fatto comune. Non significa che vuoi davvero commettere incesto, né che provi per tuo padre

qualcosa di inappropriato. Quello che il tuo inconscio ti dice è molto più semplice: desideri entrare in rapporto con certe qualità che tuo padre simboleggia. Potrebbero essere il coraggio, la responsabilità, l'affettività, il senso di realizzazione nella vita o altre qualità che vorresti sviluppare.

Domanda n. 79

Cosa vuol dire aver avuto una fantasia erotica omosessuale?

Fantasie e sogni notturni utilizzano spesso un codice simbolico: qualche fantasticheria omosessuale non va quindi interpretata come segnale di inclinazioni nascoste. Neppure sporadiche effusioni, o anche un rapporto sessuale realmente avvenuto, stabiliscono in modo certo un'eventuale omosessualità. Una tale scelta non si basa su singoli episodi, ma sui tuoi desideri, le tue pulsioni, le sensazioni interiori, sul capire chi vuoi accanto a te nella tua vita.

PUNTO CHIAVE n. 16: singole fantasie erotiche che riguardino persone dello stesso sesso sono molto comuni e non sono, di per sé, segnale di omosessualità.

Domanda n. 80

Ho fantasie sessuali strane: come capire se sono perverse?

Le fantasie sessuali vanno quasi sempre bene, anche se possono sembrare molto strane e se parlano di esperienze che non vorresti vivere nella realtà. Ma l'immaginario serve proprio a questo: a permetterti di sperimentare, in totale sicurezza, stimoli e situazioni che, nella vita concreta, potrebbero risultare poi pericolosi, sgradevoli, imbarazzanti e così via. Nel tuo scenario di sogno, invece, sei libero da ogni vincolo e non devi importi una serie di limiti e restrizioni.

In qualche caso però, per fortuna non troppo frequente, le fantasie sessuali strane sono sintomo di un disagio. Se esse sono sì eccitanti, ma anche tetre, angoscianti, se pur non piacendoti sono sempre uguali e ripetitive, se hanno contenuti di violenza che ti lasciano una sensazione di tristezza o umiliazione, allora c'è qualcosa che non va. Una fantasia strana (ripeto, se reiterata e angosciante) è in genere un campanello d'allarme, una richiesta d'aiuto della tua psiche per farti sapere che, a livello profondo, c'è una ferita e hai bisogno di aiuto. Molte volte va anch'essa interpretata a livello simbolico. Piuttosto che autoaccusarti di "perversione", concediti il sostegno di cui hai bisogno, parlane con un esperto.

PUNTO CHIAVE n. 17: l'immaginario è libero, tuttavia fantasie ripetitive, rigide, violente e angoscianti sono il segnale di una sofferenza che va identificata con l'aiuto di un esperto.

Domanda n. 81

Quali sono le fantasie più frequenti tra le donne?

In genere le fantasie erotiche femminili sono molto strutturate e simili a piccoli film, in cui la storia e gli elementi psicologici rivestono un ruolo decisamente importante. Qualche anno fa è stato pubblicato un libro, al momento esaurito in Italia, che si intitolava *Nel giardino del desiderio. Il mondo segreto delle fantasie erotiche femminili* (Frassinelli, Milano 2000), scritto dalla sessuologa americana Wendy Maltz e dalla giornalista Suzie Boss. In esso si ritrova una categorizzazione delle fantasie femminili che cito spesso nei miei interventi di sessuologia e che riassumo anche qui di seguito, perché mi sembra utile e interessante.

Fantasie tenere

Sono le più frequenti. Una donna sogna che l'uomo che le piace le si avvicini, che la baci, la coccoli, le dica che è bellissima... E mentre pensa queste cose il suo corpo si distende, si rilassa, si apre. In genere queste fantasticherie indicano che chi le fa ha un buon equilibrio psichico e che sa ricevere affetto. Qualche volta, tuttavia, possono segnalare che le attenzioni tanto desiderate sono carenti nella realtà, e allora la donna si rifugia nel mondo dei sogni. Ti riconosci in questo ritratto? Cerca di ricordare che la vita immaginaria è una preparazione a quella reale: apriti anche ai rapporti umani.

Fantasie da "vittima"

Hai mai sognato di essere presa con la forza (dall'uomo dei tuoi sogni, o da uno sconosciuto)? Hai mai fantasticato di essere legata, o costretta in qualche modo a fare l'amore? Molte donne pensano di essere "perverse" se hanno fantasie di questo genere, che invece sono piuttosto comuni. Significa che nella vita vuoi essere violentata? Niente affatto. Tali sogni vanno interpretati a livello simbolico, esattamente come quelli notturni. Forse hai ancora qualche paura e senso di colpa nei riguardi del sesso:

almeno in sogno vorresti un uomo deciso, che "forzandoti" ti sollevi da ogni responsabilità (non sei tu che vuoi, è lui che ti "costringe") lasciandoti libera di godere di sensazioni forti. Oppure può essere che, mentre normalmente sei molto intraprendente e attiva, conservi nascosta dentro di te un'anima più passiva, timida e femminile, che vuole essere "conquistata" da un uomo positivamente aggressivo e determinato. Puoi tranquillamente coltivare questi sogni, che spesso sono compensativi (frequenti cioè in donne forti, che in realtà non si sottomettono a niente). Lo ripeto ancora, a uomini e donne: simili fantasticherie non significano in alcun modo che le donne desiderino essere prese di prepotenza nella realtà. Questo punto deve essere molto chiaro.

Unica avvertenza: chiediti come stai dopo esserti abbandonata a immagini di questo tipo. Se ti senti eccitata e soddisfatta, tutto bene. Se invece (sono casi più rari, però) nel tuo sogno ci sono scene che ti umiliano e ti fanno star male, se l'eccitazione nasce "tuo malgrado" con immagini che ti ripugnano, meglio rivolgerti a un esperto, che ti aiuterà a decodificare ciò che la tua mente crea e a capire se nasconde un disagio profondo. Qualche volta, infatti, tali pensieri (spesso, in questi casi, poco graditi) riecheggiano traumi (sessuali e non) forse rimossi. La psiche allora li porta a galla, rivestendoli di apparenza erotica. Dietro c'è, però, una richiesta di aiuto, per sanare una ferita profonda.

Fantasie ardite

Ci sono fantasie anche molto ardite. Magari perché la persona coinvolta è particolare oppure perché immagini scene spinte: per esempio pratiche sessuali che non hai mai provato, ma che ti incuriosiscono. O ancora, potresti sognare di essere tu a voler provare una posizione da "dominatrice" nel rapporto, "forzando" all'amore un partner più debole e inerme. Benissimo: la funzione dell'immaginario è proprio questa: lasciarti giocare, provare, sperimentare. È infatti possibile che tu inizi molti di questi sogni, ma che solo alcuni diventino i tuoi favoriti.

Fantasie trasgressive

Sogni di lanciarti in un'orgia, fare l'amore con due partner insieme, esibirti nuda in un locale per soli uomini, fare l'amore davanti a qualcuno che assiste. Naturalmente non si tratta di depravazione né di ninfomania (la compulsiva ricerca del sesso).

Forse hai una sensualità ricca, che nei sogni si sente libera di osare, sperimentare, perfino di esagerare.

Spesso, d'altra parte, queste fantasie hanno un significato compensativo o simbolico: è possibile che desideri controbilanciare una grande timidezza nel mondo reale, oppure vuoi tirar fuori una tua parte più sensuale, probabilmente soffocata da un'educazione troppo rigida.

PUNTO CHIAVE n. 18: le fantasie sessuali a volte vanno interpretate simbolicamente, come i sogni notturni. Una donna che immagini di essere presa con la forza desidera a livello simbolico più slancio maschile, non vuole essere violentata!

Domanda n. 82

Quali sono le fantasie erotiche più diffuse tra gli uomini?

Da diverse ricerche si evidenzia come l'immaginario maschile sia un po' più semplice di quello femminile. Sembra che i maschi pensino al corpo femminile, o a pratiche erotiche, con maggiore immediatezza, mentre le donne tendono a costruire una vera e propria "storia" con una dimensione psicologica più sviluppata. Questo in generale, poi ci sono sempre le eccezioni. Comunque, tentiamo una categorizzazione.

Fantasie classiche

La più classica fantasia erotica di lui? Fare l'amore! Così, semplicemente. Lui pensa al corpo di lei, magari soffermandosi su alcune parti che gli piacciono particolarmente. I più romantici ci mettono un'ambientazione (per esempio farlo in riva al mare), altri si soffermano sui dettagli (magari immaginano che lei indossi biancheria particolarmente provocante), altri ancora si preoccupano del proprio ruolo e si figurano di essere superdotati e molto attivi.

Fantasie "strane"

Qualcuno si spinge più in là e immagina situazioni particolari: magari sogna di fare l'amore con lei in un luogo pubblico, di fare qualche gioco erotico particolare (per esempio bendarle gli occhi, per averla dolcemente in suo possesso), di essere con due donne o dominato da una donna "cattivissima", magari vestita di pelle nera e con una frusta in mano. E poi ce ne sono altre molto più eccentriche. Ricordo che queste fantasie strane sono un segnale di disagio solo quando ripetitive, ossessive, con contenuti di violenza e/o di sopraffazione e umiliazione pronunciati.

Fantasie esagerate

Molti uomini vivono fantasie esagerate: immaginano di partecipare a un'orgia o di avere decine di ragazze seminude a disposizione. Niente perversione: è solo il segnale di un desiderio erotico ben vivo, che magari soffre perché nella realtà non solo non ci sono tante partner, ma qualche volta non ce n'è nessuna! Altre volte sono compensative per uomini molto timidi.

Fantasie passive

Qualcuno sogna di essere sedotto da una donna intraprendente e di lasciarsi condurre verso le vette del piacere lasciando che sia lei a fare tutto. Si tratta di una fantasia molto comune, che parla della voglia di fare sesso, finalmente, senza tante responsabilità, senza il problema di dover indovinare i desideri dell'altra. Ma attenzione: alcuni di questi uomini, se incontrano nella realtà una partner così intraprendente, anziché esserne felici, scappano terrorizzati, per i soliti timori di non essere all'altezza e di trovarsi in un ruolo maschile non "classico"!

PUNTO CHIAVE n. 19: le fantasie, spesso, sono compensative. Per esempio una persona molto timida e passiva può fantasticare scene in cui è ardita o disinibita.

Domanda n. 83

È utile che una coppia parli delle fantasie sessuali?

Dipende. È vero che sono confidenze che avvicinano molto e che creano un clima di maliziosa intimità. Ma il discorso, per altri versi, è pericoloso: come si è detto, l'immaginario è libero e quindi può succedere, per esempio, che una donna sogni di fare l'amore con uno splendido sconosciuto, anche se nella realtà è perfettamente appagata dalla relazione con il suo partner. Se gli racconta questa fantasia, però, è inevitabile che lui diventi geloso... E lo stesso potrebbe succedere a lui, se per esempio le confidasse di aver fatto dei pensieri su una certa attrice o, peggio, su un'amica comune. Oppure, se uno dei due racconta una cosa che ama pensare, ma che non vorrebbe mettere in pratica, l'altro potrebbe voler insistere nel tradurre i sogni in realtà, magari offendendosi nell'incontrare un rifiuto. Infine, c'è la possibilità che ci si scandalizzi dei sogni dell'altro, facendolo sentire "sbagliato", o perverso.

Dunque, se non si è più che certi della complicità e della qualità della comunicazione di coppia, è più prudente raccontarsi solo i sogni che, eventualmente, all'occorrenza, potrebbero entrare a far parte del repertorio dei giochi condivisi.

PUNTO CHIAVE n. 20: condividere le fantasie può essere piacevole, ma con prudenza. La gelosia (se nell'immaginazione compaiono altre persone) è frequente. E non tutti i sogni reggono alla prova della realtà...

RIEPILOGO DEL CAPITOLO 4:

- PUNTO CHIAVE n. 16: singole fantasie erotiche che riguardino persone dello stesso sesso sono molto comuni e non sono, di per sé, segnale di omosessualità.

- PUNTO CHIAVE n. 17: l'immaginario è libero, tuttavia fantasie ripetitive, rigide, violente e angoscianti sono il segnale di una sofferenza che va identificata con l'aiuto di un esperto.

- PUNTO CHIAVE n. 18: le fantasie sessuali a volte vanno interpretate simbolicamente, come i sogni notturni. Una donna che immagini di essere presa con la forza desidera a livello simbolico più slancio maschile, non vuole essere violentata!

- PUNTO CHIAVE n. 19: le fantasie, spesso, sono compensative. Per esempio una persona molto timida e passiva può fantasticare scene in cui è ardita o disinibita.

- PUNTO CHIAVE n. 20: condividere le fantasie può essere piacevole, ma con prudenza. La gelosia (se nell'immaginazione compaiono altre persone) è frequente. E non tutti i sogni reggono alla prova della realtà...

CAPITOLO 5:

Come giocare con piacere e sicurezza

Giocare a letto con il proprio partner può essere molto divertente e piacevole, per aggiungere un po' di brio e varietà alla vita sessuale di coppia. Però è meglio riservare le sperimentazioni ai rapporti con partner ben conosciuti e osservare alcune elementari regole di sicurezza, perché il divertimento non crei alcun problema.

E se lui (succede soprattutto agli uomini) propone qualcosa di strano davvero? Le "perversioni" (oggi si preferisce chiamarle "parafilie") si dividono in *soft* (stranezze, eccentricità, giochi) e *hard* (vere e proprie patologie). Vediamo insieme come capire la differenza per quanto riguarda feticismo, voyeurismo, pornolalia.

Domanda n. 84
Trasporre nella realtà una fantasia può essere deludente?

La delusione è possibile, e va messa in conto. Tieni presente certe differenze. Nella fantasia non c'è bisogno di preoccuparsi di anticoncezionali, profilattici e così via (che nella realtà sono necessari). In sogno non si prova dolore (anche se si è "forzati"), non c'è nessun problema di erezione per lui, nessuna difficoltà di lubrificazione per lei. Nel sogno lui può sentirsi super disinibito, sexy, super dotato, lei può immaginarsi splendida, a sua scelta magra o formosa, con seni enormi e così via. Inoltre gli "sconosciuti" sono sempre affascinanti e non c'è nessuna preoccupazione sulla "serietà dei sentimenti" o sulle intenzioni e i comportamenti del partner immaginario (farà quello che desideri tu!).

Nella realtà è tutto più complesso. Bisogna usare un profilattico o un contraccettivo, lui potrebbe avere qualche problema di erezione, lei può non sentirsi lubrificata (magari per l'ansia). Può capitare a entrambi di essere tesi, bloccati, insicuri; il corpo si muove molto più goffamente, fa male la schiena, o un ginocchio. Ritmi e tempi possono essere diversi e non ugualmente gratificanti per entrambi. E altro che violenza: un piccolo livido involontario ti fa strillare! Comunque una delusione è il male minore. La cosa fondamentale è ricordare che, nella realtà, molto spesso gli sconosciuti sono pericolosissimi e per niente affascinanti.

Importante non correre rischi e osservare le elementari norme di prudenza: niente giochi strani con persone di cui non ci si fida completamente o che si conoscono poco. Se si usano corde o legacci, sempre giocare solo sul simbolico e fare nodi finti, in modo da potersi eventualmente liberare da soli (è capitato di leggere sui giornali il caso di una coppia in cui uno dei partner ha avuto un malore e l'altro, legato al letto, ha dovuto chiedere aiuto gridando). Allo stesso modo, concordare sempre una parola d'ordine che interrompa immediatamente il gioco, anche senza spiegazioni (il semplice «no, basta» può essere interpretato come parte di una recita).

PUNTO CHIAVE n. 21: sperimentazioni e trasgressioni giocose vanno riservate a partner ben conosciuti e affidabili, seguendo alcune regole di sicurezza. In particolare, se si ama giocare con corde e legacci, meglio fare nodi finti, da cui sia possibile liberarsi da soli.

Domanda n. 85

Al mio compagno piacciono i giochi strani, non sarà perverso?

In realtà, le perversioni (o meglio parafilie) "cliniche" (quelle che il sessuologo Willy Pasini ha definito *hard*) sono vere e proprie patologie, che impediscono lo scambio sessuale e la normale vita di coppia e che necessitano dell'aiuto di un esperto. Ci sono però anche quelle *soft*: non vere perversioni, piuttosto preferenze eccentriche, atteggiamenti insoliti, che possono stupire, ma pure dare un po' di eccitazione alla vita di coppia. Sono più diffuse di quanto si pensi e rientrano nel concetto di "normalità".

Per capire, meglio confrontarsi con la regola di base: molte cose vanno benissimo, se fatte tra adulti consenzienti e non arrecano danno a nessuno dei due. Per comprendere meglio la differenze tra perversioni *hard* e *soft*, leggi le domande che seguono.

PUNTO CHIAVE n. 22: le perversioni sono state divise in *soft* (semplici preferenze ed eccentricità) e *hard* (patologie che richiedono l'aiuto di un esperto). Quest'ultime sono obbligate, prevaricanti, negano il dialogo e lo scambio con l'altro.

Domanda n. 86
Cos'è il feticismo?

Si chiama feticista chi raggiunge l'eccitazione e il piacere sessuale attraverso il contatto con oggetti (scarpe, calze, biancheria intima femminile e così via) o con parti del corpo della partner (piedi, capelli ecc). Gli psicoanalisti parlano di «fissazione a uno stadio pregenitale»: vuol dire che l'individuo, nell'infanzia, è stato come bloccato a uno stadio precoce del suo sviluppo sessuale ed emotivo. In questa fase, alcune impressioni e sensazioni possono averlo colpito profondamente ed essere assurte, per lui, a simbolo di sessualità. Si pensa per esempio che il feticismo più diffuso, quello dei piedi, si instauri perché i bambini stanno molto a contatto con questa parte del corpo dei genitori. Ma lo stesso può accadere con i capelli (la chioma della madre) o con altri oggetti. Può essere che qualcosa divenga un feticcio per puro caso. Altre volte la fissazione si appunta su oggetti che hanno un chiaro valore simbolico (per esempio le scarpe, da sempre in psicoanalisi considerate simbolo della vagina).

Nel caso del feticismo *soft* siamo di fronte a un uomo che predilige il gioco e il contatto con tali oggetti o parti del corpo, ma che è in grado e desideroso, poi, di avere un normale rapporto sessuale, arricchito da emozioni e sentimenti. Se la partner si diverte, non ci sono problemi. Chi soffre di perversione vera, *hard*, evita invece il rapporto sessuale, i preliminari, le affettuosità alla compagna: l'interesse è solo per il "feticcio". Parlo di uomo perché nel novantanove percento dei casi, per ragioni non del tutto comprese, ma in cui rientrano fattori culturali e ormonali, sono gli uomini a mostrare questo tipo di inclinazioni.

PUNTO CHIAVE n. 23: le richieste di "sesso strano" partono più frequentemente dagli uomini, per una serie di fattori anche culturali. Ma il gioco è bello solo se diverte anche lei!

Domanda n. 87

Cos'è il voyeurismo?

È il ricavare piacere sessuale dalla visione di scene erotiche. In un'epoca come la nostra, in cui gli stimoli sessuali visivi sono onnipresenti, si può dire che, forse nostro malgrado, stiamo diventando tutti un po' guardoni. Per qualcuno però c'è un condizionamento più forte, che risale all'infanzia. Per esempio può essere stato provocato dalla visione casuale di scene sessuali, o dall'esibizionismo (magari innocente) di sorelle e cugine.

E dunque oggi ci sono moltissimi voyeur *soft*, che amano guardare, contemplare il corpo femminile; qualcuno si diverte a fare foto o filmini alla propria compagna. Spesso lei lo prende per un complimento, gradisce, e allora non ci sono problemi. Il voyeurismo *hard*, invece, è una patologia: i veri guardoni, quelli che si appostano per spiare le donne o le coppiette, sono persone solitarie, che evitano la coppia, il rapporto sessuale e qualche volta anche le semplici amicizie. In genere "rubano" la contemplazione di donne ignare, che certo non sarebbero consenzienti.

Domanda n. 88
Perché gli uomini amano così tanto la pornografia?

Gli amanti della pornografia (dal greco *porne*, "prostituta", e *graphein*, "scrivere") ricavano eccitazione e piacere da immagini (fotografie, film, disegni ecc.) o dalla lettura di storie a dichiarato contenuto sessuale. Durante l'adolescenza è abitudine di quasi tutti i ragazzi consumare pornografia: lo fanno per curiosità, per conoscere il sesso, per un aiuto all'autoerotismo (cui sono spinti dal risveglio ormonale), per complicità con gli amici… Inoltre, i maschi sono più sensibili delle donne alle sollecitazioni visive.

E le ragazze? In genere le fanciulle apprezzano molto meno. Nell'adolescenza, per motivi culturali, tendono a incanalare le prime sensazioni sessuali nel romanticismo (amano i romanzi e i film sentimentali, sognando a occhi aperti scene idilliache). Le cose oggi stanno cambiando e le ragazze sono forse un po' meno romantiche e più curiose, ma sembra che continuino a non amare la pornografia (anche perché spesso queste immagini sono, quando va bene, pensate per la sessualità maschile e, quando va male, svilenti per la donna).

Nell'età adulta, quando c'è la possibilità di avere rapporti sessuali regolari, anche nei maschi diminuisce l'interesse per la pornografia. La maggior parte degli uomini ne fa un consumo occasionale o ludico. Ma alcuni conservano un interesse ossessivo che rivela problemi psicologici (ansia e senso di inadeguatezza profonda rispetto all'idea della prestazione, timore nei confronti dell'altro sesso, paura del rapporto e così via). È chiaro che quando si preferisce la pornografia alla possibilità di una reale relazione sessuale, siamo nell'ambito di un disagio che richiede un aiuto esperto.

Domanda n. 89

Ho trovato il mio compagno che guardava foto spinte su Internet...

Da quando c'è Internet è ancora più facile consumare pornografia: non è neppure necessario affrontare lo scoglio dell'acquisto in edicola! Molti uomini lo fanno per gioco, per curiosità, come passatempo. Ma raramente per una donna è piacevole scoprire il suo uomo che guarda simili immagini da solo. Come comportarsi in questi casi? La prudenza consiglia di non fare scenate, non lanciare giudizi né, tanto meno, appellarsi alla "morale" e farlo sentire un perverso. Si otterrebbe solo di bloccare la comunicazione.

Meglio allora interrogarsi e scegliere la strada che si sente più congeniale. Alcune donne decidono di far finta di niente, o di commentare con una battuta scherzosa e chiudere lì l'"incidente": può essere un'ottima idea, specie se l'intesa intima non presenta problemi. Qualcuna invece preferisce farsi complice e chiedergli di usare la pornografia come stimolo al rapporto. Anche questa può essere una buona idea, se risponde a una reale curiosità femminile, ma senza sforzarsi di cercare complicità a ogni costo, se questo significa calpestare le proprie inclinazioni personali.

Se però senti che lui si sta allontanando dal rapporto, se noti che preferisce la pornografia all'intimità di coppia, oppure se si vede che, senza quello stimolo, lui non riesce più a fare l'amore, allora è necessario affrontare la crisi, con un chiarimento profondo e, magari, con l'aiuto di una consulenza di coppia.

PUNTO CHIAVE n. 24: gli uomini sono più visivi delle donne, pertanto amano di più la pornografia. Ma se il consumo diventa compulsivo ed eccessivo, rivela un disagio che va affrontato con l'aiuto di un esperto.

Domanda n. 90
Al mio compagno piace "parlare sporco" a letto...

113

Si chiama pornolalia: è l'abitudine di usare parole sessuali o oscene mentre si fa l'amore (viene dal greco: *porne*, "prostituta", e *lalia*, "chiacchiera"). Nei casi più innocenti, *soft*, è un desiderio ludico, una tentazione che viene dall'infanzia, è come ridiventare bambini spacconi e impertinenti e "dirla grossa", o dire una parolaccia ben sapendo che si scandalizzerà la mamma. E anche qualche adulto può trovare stimolante ed eccitante questa piccola trasgressione, che lo spoglia del ruolo della persona seria (ruolo che magari ha impersonato per tutto il giorno). Ed ecco allora il "linguaggio da camionista", o "casereccio".

E le donne? Alcune, all'inizio un po' spiazzate, si abituano, ci prendono gusto, partecipano, rilanciano, fanno a gara.

Se ti trovi con un uomo che ha questa preferenza, chiediti se non possa in fondo piacerti, una volta superato qualche condizionamento. Ma se decidi che l'idea non ti interessa, o non ti piace, o ti fa sentire a disagio, diglielo. Se la sua è solo una perversione *soft*, potrà probabilmente farne a meno.

Per fortuna la versione *hard* non è molto diffusa. In questo caso lui usa dei termini molto pesanti, che non sono solo volgari, ma anche offensivi e umilianti per la partner che deve subire e non rispondere. Se non ricorre a tali parole, poi, lui non è in grado di eccitarsi e di fare l'amore. Questi uomini hanno in genere conflitti molto profondi (e rimossi) con la figura materna. Alcune donne si adattano pur di non perdere la relazione, ma non è una buona strada. Non si farà che accumulare disagio e frustrazione eludendo il vero problema: si sta con un partner pieno di rabbia e rancore nei confronti delle donne, situazione che richiederebbe un aiuto esperto.

Domanda n. 91
È pericoloso il sesso virtuale?

In teoria è sesso virtuale anche quello fatto al telefono tra fidanzati lontani, ma in genere con questa definizione si intende l'erotismo consumato al computer, grazie a Internet: la pornografia online, le chat erotiche e la possibilità di mandare in rete la propria immagine con una web camera. Il sesso virtuale *soft* può piacere a persone molto curiose, sempre alla ricerca di nuove sensazioni, un po' inquiete, amanti della novità, del gioco, della fantasia. Costoro possono divertirsi a provocare, ma in genere non diventano dipendenti da tali giochi e hanno una sorta di "sesto senso" che li aiuta a proteggersi ed evitare esperienze estreme e pericolose. E soprattutto, questa non è certo la loro principale forma di esperienza erotica. Anche il sesso virtuale è più diffuso tra gli uomini, ma attira pure numerose donne. Qualcuna si diverte, protetta dall'anonimato o da un nickname, a inventarsi un'identità diversa, più spregiudicata, a fingersi del sesso opposto o a dichiararsi molto più giovane (o più vecchia). E trova eccitante pensare che anche le altre persone possano fare lo stesso: si gioca con le fantasie e con l'ignoto.

Se si rimane sul virtuale e non si esagera, il pericolo è più che altro quello di scatenare le gelosie dell'eventuale partner. Attenzione, però, se si decide di incontrare una persona conosciuta in rete: in questo caso ci sono diversi gravi rischi ed è obbligatoria un'estrema prudenza. Meglio cercare qualche riscontro per capire se si ha a che fare con una persona sincera e affidabile. Fondamentale, per le prime volte, vedersi in luoghi pubblici, da raggiungere autonomamente, avvisando sempre qualche amico di dove si sta andando. I siti di incontri online, in genere, forniscono una lista di consigli per la sicurezza che vanno seguiti scrupolosamente: quando si decide di vedersi, non è più sesso virtuale…

Il problema nasce se questo passatempo, da occasionale, si fa più frequente, sino a diventare una dipendenza. Chi dedica ad attività erotiche online diverse ore al giorno (rubandole magari al lavoro, alla coppia o alla famiglia), chi non riesce a smettere, chi si sente eccitato all'idea della chat e demotivato nella vita reale, sta correndo il rischio della dipendenza. È consigliabile fare una chiacchierata con un esperto, prima che diventi davvero difficile rinunciare a questa abitudine. Nella versione *hard*, come ho già detto, le persone riescono a vivere il sesso solo a distanza, a causa dei problemi personali che li rendono impreparati al contatto ravvicinato e timorosi di una relazione vera.

PUNTO CHIAVE n. 25: se ci si rende conto che il tempo passato in attività erotiche virtuali sta aumentando, meglio fare una chiacchierata con un esperto, per evitare di cadere in una dipendenza purtroppo oggi sempre più diffusa.

RIEPILOGO DEL CAPITOLO 5:

- PUNTO CHIAVE n. 21: sperimentazioni e trasgressioni giocose vanno riservate a partner ben conosciuti e affidabili, seguendo alcune regole di sicurezza. In particolare, se si ama giocare con corde e legacci, meglio fare nodi finti, da cui sia possibile liberarsi da soli.

- PUNTO CHIAVE n. 22: le perversioni sono state divise in *soft* (semplici preferenze ed eccentricità) e *hard* (patologie che richiedono l'aiuto di un esperto). Quest'ultime sono obbligate, prevaricanti, negano il dialogo e lo scambio con l'altro.

- PUNTO CHIAVE n. 23: le richieste di "sesso strano" partono più frequentemente dagli uomini, per una serie di fattori anche culturali. Ma il gioco è bello solo se diverte anche lei!

- PUNTO CHIAVE n. 24: gli uomini sono più visivi delle donne, pertanto amano di più la pornografia. Ma se il consumo diventa compulsivo ed eccessivo, rivela un disagio che va affrontato con l'aiuto di un esperto.

- PUNTO CHIAVE n. 25: se ci si rende conto che il tempo passato in attività erotiche virtuali sta aumentando, meglio fare una chiacchierata con un esperto, per evitare di cadere in una dipendenza purtroppo oggi sempre più diffusa.

CAPITOLO 6:
Come coniugare sessualità e salute

Salute e sessualità sono intimamente legate. Prendersi cura della prima vuol dire anche migliorare la seconda! Attenzione, dunque, all'azione di alcune sostanze che possono inquinare e danneggiare la sessualità come l'alcol, il fumo, alcuni farmaci, le droghe.

È importante poi capire quali siano le malattie che si trasmettono con i rapporti sessuali e come proteggersi. Non è necessario avere paura della sessualità, se si adottano comportamenti responsabili.

Domanda n. 92
Il ginecologo può accorgersi che ho avuto rapporti anali?
In teoria sì, potrebbe accorgersene, ma solo se ti fa la visita anale, che in effetti è raramente necessaria (la si fa talvolta nelle donne vergini, se c'è un motivo che richiede un accertamento interno, o in particolari casi di cisti ovariche). Anche se dovesse accadere, però, difficilmente il medico si scandalizzerebbe. In ogni caso

ricorda che lui è legato al segreto professionale e non può rivelare a nessuno quello che ha appreso durante la visita.

Domanda n. 93

Quali sono gli effetti dell'alcol sulla sessualità?

Tutto dipende dalle dosi. È vero che, per chi ha l'abitudine di bere, un paio di bicchieri possono rendere più spigliati, comunicativi, brillanti. Ma se si esagera il discorso cambia. È la sessualità maschile a risentirne maggiormente, con disturbi dell'erezione e mancanza di desiderio. Quando l'assunzione di alcol è esagerata, infatti, va a interferire sulla regolazione ormonale, in particolare del testosterone. L'eccesso di alcol di una sera può a volte provocare difficoltà erettili che, poi, possono creare ansia anticipatoria e predisporre a problemi futuri. All'inizio, però, i problemi causati dall'alcol sono reversibili, se se ne riducono o eliminano le dosi. Ma se si beve tanto e regolarmente per anni, i danni non sono più recuperabili. Oltre ad alterare la produzione ormonale, l'alcol può danneggiare le cellule seminali e portare a una scarsa fertilità, o addirittura alla sterilità.

Le donne producono minore quantità di alcol-deidrogenasi, l'enzima che metabolizza le molecole di etanolo: dunque reggono il bere meno bene degli uomini e sono più esposte alle patologie epatiche. Gli effetti dell'abuso di alcol sulla sessualità femminile sono meno studiati, ma si sa che può creare danni alle ovaie e anticipare l'arrivo della menopausa. È poi nota la sua azione nociva in gravidanza, che può aumentare il numero di feti sottopeso, quindi più deboli e vulnerabili, e in alcuni casi può addirittura causare malformazioni.

PUNTO CHIAVE n. 26: l'eccesso occasionale di alcol può portare transitorie difficoltà di erezione. Ma un abuso prolungato negli anni può danneggiare anche in modo irreversibile la risposta sessuale, sia maschile che femminile.

Domanda n. 94

Quali sono gli effetti del fumo sulla sessualità?

Il fumo è considerato da molti andrologi una delle più temibili insidie per la sessualità maschile. Ha infatti un'azione di vasocostrizione: troppe sigarette, fumate per anni, induriscono e irrigidiscono le arterie, anche quelle del pene. Per una prestazione adeguata, invece, è importante che il sistema circolatorio sia in perfetto ordine.

E le donne? L'azione del fumo sulla sessualità femminile non è sufficientemente studiata; ad ogni modo, bisogna considerare che la corretta vasocongestione è un elemento centrale anche del suo funzionamento. Ma attenzione: chi prende la pillola anticoncezionale, o chi fa una terapia ormonale sostitutiva, deve parlarne con il medico, poiché il fumo aumenta i rischi di trombosi. Sembra inoltre accertato che esso possa anticipare l'arrivo della menopausa. E in gravidanza? Non sono esclusi possibili effetti cancerogeni sul DNA del feto: e potrebbe davvero non essere un bel regalo per il nascituro.

PUNTO CHIAVE n. 27: il fumo è uno dei più temuti nemici della sessualità. Indurisce e irrigidisce le arterie, e danneggia il meccanismo della vasocongestione, fondamentale per l'erezione e per la lubrificazione femminile.

Domanda n. 95
Ci sono dei farmaci che danneggiano la sessualità?

Sì. Premetto, naturalmente, che questo discorso va approfondito con il medico, caso per caso. Qui ricordo soltanto che in generale alcuni psicofarmaci e alcuni anti-ipertensivi possono talvolta avere effetti negativi sulle prestazioni sessuali, anche se non è detto che ciò avvenga. Conseguenze indesiderate si possono avere con alcuni antinfiammatori e antiulcerosi. Attenzione, però, in tutti questi casi, alla tentazione di interrompere le cure: questa soluzione può essere pericolosa. In ogni caso, il medico può aiutare a risolvere il problema, magari cambiando farmaco o dosaggio.

PUNTO CHIAVE n. 28: alcuni farmaci possono danneggiare la sessualità. Ma non bisogna interrompere le cure, solo parlarne con il medico, che il più delle volte può risolvere gli eventuali problemi cambiando preparato e dosaggio.

Domanda n. 96
Quali sono, oltre all'AIDS, le malattie che si trasmettono con il sesso?

Eccole di seguito. Tieni presente che sono tutte curabili con terapie mirate, farmaci specifici o antibiotici, sempre sotto controllo medico. È importante curare entrambi i partner.

Candida

È un'infezione vaginale causata da un fungo che normalmente vive in equilibrio nel nostro corpo, ma che in caso di squilibrio può provocare fastidi. Si trasmette con rapporti sessuali (a volte anche se si usa il profilattico), ma può manifestarsi in seguito a stress o a un'eccessiva assunzione di antibiotici. Sintomi: prurito, bruciore, gonfiore, perdite biancastre.

Trichomonas

È un'infezione che si trasmette unicamente per via sessuale. Sintomi: dà bruciore (anche nella minzione), prurito e perdite.

Gardnerella

È dovuta a un batterio, si trasmette prevalentemente con i rapporti sessuali. Sintomi: arrossamento e dolore dei genitali durante l'atto sessuale. Se i sintomi non sono immediatamente evidenti, il ginecologo può prescrivere un tampone batteriologico specifico.

Clamydia

È dovuta a un agente infettivo, una via di mezzo tra un batterio e un virus. Si trasmette prevalentemente con i rapporti sessuali ed è riconoscibile attraverso un tampone o un esame del sangue. Sintomi: spesso sono vaghi, dolori al basso ventre o disturbi nell'urinare. È un po' pericolosa, perché se trascurata per molto tempo può infettare le tube e causare sterilità.

HPV, Human Papilloma Virus *(condilomi)*

È un'infezione causata da un virus. I condilomi sono molto diffusi, si trasmettono per via sessuale, con il contatto di pelle in piscina o con l'uso comune di asciugamani e biancheria. Sintomi: escrescenze carnose all'interno o all'esterno della vagina e dell'ano (o sul pene e sui testicoli). Si curano con il laser e sono contagiosi. Con il tempo crescono, anche di numero, causando lesioni che potrebbero trasformarsi in qualcosa di più serio.

Herpes genitale

È un virus della stessa famiglia di quella che causa il comune herpes delle labbra. Sintomi: "fioritura" delle bollicine. In questa fase è contagioso.

Sifilide

È causata da un batterio. Famosa in passato, oggi è abbastanza rara, ma non scomparsa! Sintomi: si presenta con un pomfo con un cratere molle centrale, poi arrivano eritemi e pustole.

Gonorrea

Detta anche "scolo", è un'infezione dovuta a un batterio, che colpisce le mucose dei genitali. Sintomi: nei maschi provoca un'abbondante secrezione dai genitali, può causare sterilità. Nelle donne i sintomi sono molto tardivi: dolori addominali, uretriti, infezioni alle tube, secrezioni purulente.

Epatite virale

Soprattutto di tipo B e C, si può trasmettere con i rapporti sessuali. È una seria patologia del fegato, causata da un virus. Sintomi: possono essere assenti. Si scopre attraverso le analisi del sangue. Meglio chiedere al proprio medico di inserire anche questo controllo, come misura preventiva, quando si fanno i soliti controlli.

Hai un dubbio su una di queste malattie? Chiama il tuo ginecologo o il tuo medico di base. Oppure richiedi una visita ginecologica o uro-andrologica.

PUNTO CHIAVE n. 29: non c'è solo l'AIDS tra le malattie a trasmissione sessuale. La maggior parte di queste patologie si previene, comunque, con l'uso del profilattico.

Domanda n. 97

Cosa devo sapere sull'AIDS?

AIDS è l'acronimo di *Acquired Immunodeficiency Syndrome* ("Sindrome da Immunodeficienza Acquisita"). Il suo solo nome basta già a spaventare, e qualcuno preferisce non pensarci. Invece è importante informarsi, per difendersi. L'AIDS è provocata da un virus che si chiama HIV (*Human Immunodeficiency Virus*, ovvero "Virus dell'Immunodeficienza Umana Acquisita") che attacca le difese immunitarie dell'organismo. Chi è positivo al virus può contagiare altre persone e rischia, dopo un certo lasso di tempo, di ammalarsi di AIDS. La malattia si trasmette attraverso il sangue, per esempio con lo scambio di siringhe tra tossicodipendenti (e in passato con le trasfusioni, quando non c'erano i controlli di adesso), dalla madre al feto (ora spesso si riesce a evitare, con le opportune cure mediche) e con i rapporti sessuali non protetti.

Come ci si difende? Bisogna usare sempre il profilattico, tutte le volte in cui non si è più che certi sia della salute che della fedeltà del proprio partner. A causa della loro conformazione fisica, le donne sono anche più esposte al contagio rispetto ai maschi, in un rapporto non protetto. I rapporti anali sono più rischiosi di quelli vaginali, perché più facilmente possono provocare microlacerazioni che facilitano il contatto sangue-sperma. Ancora una volta, indossare il preservativo è fondamentale! E· poi, ovviamente, non bisogna usare droghe. Sei, purtroppo, dipendente da eroina? Non riutilizzare mai una siringa non tua e cerca aiuto al più presto per combattere la dipendenza.

L'AIDS non si trasmette attraverso il sudore, la saliva, le lacrime, le feci, l'urina o le punture di zanzara! Vivere con una persona sieropositiva non è rischioso: basta un minimo di attenzione (per esempio non utilizzare in comune strumenti che taglino o pungano come rasoi, spazzolini ecc). Il vaccino contro questo virus è ancora in studio. Grandi progressi sono stati fatti nelle terapie, che hanno aumentato di molto la speranza di sopravvivenza con una buona qualità di vita.

Sintomi: una persona sieropositiva può non averne alcuno. I sintomi dell'AIDS sono soprattutto una grande debilitazione fisica e il crollo delle difese immunitarie: dunque possono attecchire malattie di ogni tipo. La cura: oggi ci sono molti farmaci che riducono il rischio di ammalarsi. Anche in fase avanzata, si somministrano cocktail di farmaci combinati: sintomatici, antiretrovirali e farmaci che potenziano le difese immunitarie.

Hai altri dubbi? Ti rimando al sito dell'Anlaids (Associazione Nazionale della Lotta contro l'Aids) dove troverai anche un numero verde per parlare direttamente con un medico. Altre informazioni le trovi sul portale dell'Istituto Superiore di Sanità, su Help AIDS e aids.ch.

PUNTO CHIAVE n. 30: l'AIDS fa paura, ma ci si può difendere utilizzando sempre il profilattico con i nuovi partner e nelle relazioni in cui non si è sicuri della salute dell'altro e della fedeltà reciproca.

RIEPILOGO DEL CAPITOLO 6:

- PUNTO CHIAVE n. 26: l'eccesso occasionale di alcol può portare transitorie difficoltà di erezione. Ma un abuso prolungato negli anni può danneggiare anche in modo irreversibile la risposta sessuale, sia maschile che femminile.

- PUNTO CHIAVE n. 27: il fumo è uno dei più temuti nemici della sessualità. Indurisce e irrigidisce le arterie, e danneggia il meccanismo della vasocongestione, fondamentale per l'erezione e per la lubrificazione femminile.

- PUNTO CHIAVE n. 28: alcuni farmaci possono danneggiare la sessualità. Ma non bisogna interrompere le cure, solo parlarne con il medico, che il più delle volte può risolvere gli eventuali problemi cambiando preparato e dosaggio.

- PUNTO CHIAVE n. 29: non c'è solo l'AIDS tra le malattie a trasmissione sessuale. La maggior parte di queste patologie si previene, comunque, con l'uso del profilattico.

- PUNTO CHIAVE n. 30: l'AIDS fa paura, ma ci si può difendere utilizzando sempre il profilattico con i nuovi partner e nelle relazioni in cui non si è sicuri della salute dell'altro e della fedeltà reciproca.

CAPITOLO 7:

Come far sì che il sesso sicuro sia sesso felice

Il profilattico è il grande amico della sessualità e nessuno oggi si può permettere di non saperlo usare. Con le regole opportune (le commentiamo insieme) adoperarlo con disinvoltura è davvero facile! Vediamo però anche quali sono gli altri metodi anticoncezionali: la pillola, il diaframma, la spirale e i metodi naturali.

Non saltare questo capitolo: la serenità che può dare un buon contraccettivo permette poi, nella sessualità, la possibilità di lasciarsi andare più liberamente al piacere.

Domanda n. 98

Il profilattico è sicuro? Ha una scadenza?

Il profilattico è il metodo di contraccezione e protezione che ci consente una sessualità sicura.

Il profilattico (o preservativo, o condom) è una sottile guaina di gomma che si indossa sopra il pene eretto. La sua efficacia dipende dall'uso corretto e dalla qualità del prodotto. I condom migliori sono quelli con il serbatoio, cioè con un piccolo spazio in cima che sarà riempito dal seme. Si acquistano in farmacia o al supermercato. I profilattici delle marche più note (quelle che trovi in farmacia) sono sottoposti a controlli molto accurati, eseguiti su macchine computerizzate: resistenza al calore, trazione, permeabilità. Meglio, però, controllare la scadenza sulla scatola!

Il profilattico va conservato correttamente: non bisogna lasciarlo troppo al caldo (per esempio nel cruscotto della macchina, o vicino una fonte di calore) e non va tenuto neppure nella trousse del trucco o nel beauty, se vi sono accanto forbicine o altri oggetti taglienti. È sensibile alla pressione, perciò non va conservato nel portafogli, stretto tra mille carte, né tenuto nella tasca posteriore dei jeans, il che vuol dire in pratica che ci si siede sopra!

Per un uso corretto, il profilattico va usato sin dall'inizio del rapporto. Non va bene iniziare la penetrazione senza, poi prima dell'eiaculazione ritirarsi e indossarlo per avere l'orgasmo. Usato così, non è efficace né per prevenire le gravidanze né per proteggere dalle malattie che si trasmettono con il sesso.

Sappi inoltre che:

- se associ un gel lubrificante al profilattico, deve essere a base acquosa e non oleosa, per non intaccare il lattice. Chiedi in farmacia il prodotto giusto;

- non devi usare condom strani, acquistati nei sexy shop o in altri luoghi non qualificati. Ne esistono di tutti i tipi, con forme particolari e con appendici buffe. Possono essere divertenti da collezionare, ma è meglio non usarli: non è detto che i più eccentrici siano controllati e testati come gli altri;

- è difficile che un preservativo conservato correttamente si rompa, ma se succede bisogna al contattare il ginecologo che, se lei è in un periodo fertile, prescriverà la "pillola del giorno dopo". Non è un contraccettivo da usare regolarmente, ma un rimedio di emergenza, che può causare fastidi come nausea e malessere generalizzato.

PUNTO CHIAVE n. 31: il profilattico protegge sia dalle malattie a trasmissione sessuale che dalle gravidanze

indesiderate. Imparare a usarlo correttamente e con disinvoltura è fondamentale (e non è difficile).

Quella di perdere l'erezione nell'indossare il profilattico, specie se non lo si è mai usato, è la paura di molti uomini. I sessuologi consigliano di esercitarsi da soli a indossarlo, per prendere confidenza. Ottima l'idea di coinvolgere la partner, in modo che sia un momento di complicità erotica. In realtà, specie se l'uomo si trova con una donna con cui è a proprio agio, i timori svaniscono: se proprio si perde l'erezione (e non è detto), si può confessare di non essere abituati al condom, le donne lo capiscono e apprezzano la volontà nel provare comunque. Se nessuno drammatizza, ci si può riprovare subito dopo, senza problemi. Nella stragrande maggioranza dei casi non ci sono difficoltà, ma solo, a volte, esitazioni che sono superate in una volta o due. Il profilattico è qualcosa che milioni di uomini, nel mondo, usano senza problemi. E vale senz'altro la pena di affrontare qualche ansia per ottenere una grande libertà e la protezione dalle malattie a trasmissione sessuale (dall'AIDS e l'epatite B e C alle più semplici infezioni).

Se lui tira fuori il preservativo e lei dice: «Io prendo la pillola», cosa fare? Si può rispondere: «Benissimo, così la contraccezione è assicurata. Io però ti propongo di usare anche il profilattico, per prevenire altri tipi di problemi». Senza imbarazzo: ci si sta comportando come uomini maturi e sicuri di sé. E non si sta "sospettando di lei": il profilattico protegge entrambi. Si sta solo adottando un comportamento responsabile e necessario, in tempi come questi. In seguito, se la storia continuerà su un patto di reciproca fedeltà, si potrà, magari, fare un test per la ricerca dell'HIV e, se è negativo, passare a un altro metodo, come la pillola.

PUNTO CHIAVE n. 32: proporre la prima volta il profilattico può essere imbarazzante. Il disagio si supera se si pensa che si sta compiendo un atto d'amore e di rispetto per se stessi e per il partner.

Domanda n. 99

Come si fa a scegliere il contraccettivo giusto?

La prima cosa da chiedersi è se si vive una relazione stabile ed esclusiva, oppure no. La scelta del metodo dipende molto da questo. Prendere la pillola se si fa l'amore tre volte all'anno è inutile, se si hanno molti partner diversi è pericoloso. Il contraccettivo ideale in tutti questi casi è il profilattico: protegge dal rischio dell'AIDS, dalle piccole infezioni, dalle gravidanze, non fa ingrassare, non impone controlli periodici dal ginecologo. Vediamo gli altri metodi contraccettivi.

Contraccezione ormonale

Questo tipo di contraccezione, che comprende la pillola, il cerotto transdermico, l'anello vaginale, la cannula sottocutanea, la spirale al progesterone ecc., va utilizzata sotto controllo medico. È dunque con il ginecologo che bisogna valutare i pro e i contro. In qualche caso, la pillola può essere anche curativa (a volte riduce disturbi legati a squilibri ormonali, come l'acne, il mal di testa o altri sintomi della sindrome premestruale). Gli effetti collaterali, con le nuove pillole, sono molto ridotti. È bene comunque discutere ogni dettaglio con il ginecologo.

Pillola

In qualche caso la pillola può provocare un leggero calo del desiderio, ma in altre persone (particolarmente preoccupate all'idea di una possibile gravidanza indesiderata) dà invece un nuovo slancio. La contraccezione ormonale è molto sicura (purché non si dimentichino i confetti), tuttavia bisogna ricordare che non protegge dalle malattie a trasmissione sessuale.

PUNTO CHIAVE n. 33: la contraccezione ormonale è molto sicura, ma non protegge dalle malattie a trasmissione sessuale. Inoltre va scelta e applicata sotto controllo medico.

Spirale

La spirale è un dispositivo di plastica, da cui pende un filamento di rame (o nylon). La presenza della spirale rende difficile il passaggio e la sopravvivenza degli spermatozoi, inoltre modifica la mucosa interna dell'utero e impedisce che un ovulo eventualmente fecondato possa annidarvisi. Va inserita dal medico. È abbastanza sicura: quando si desidera un figlio, si va dal ginecologo per farla rimuovere. Con la spirale, le mestruazioni possono essere più abbondanti e un po' dolorose. Alcuni esperti sostengono che essa aumenti il rischio di infiammazioni, endometriosi e gravidanze extrauterine e che possa innalzare il rischio di sterilità. È dunque adatta eventualmente solo a donne che abbiano già dei figli: discuti di tutto questo con il ginecologo. Va bene inoltre per chi vive una relazione stabile e monogama: essa non protegge dalle malattie a trasmissione sessuale e le microlesioni che causa possono facilitare il contagio da HIV.

Diaframma

Negli anni Settanta era molto di moda il diaframma. Si tratta di una coppa di gomma con un bordo flessibile, fatto in modo da adattarsi al collo dell'utero per isolarlo e renderlo inaccessibile agli spermatozoi. Va usato in combinazione con una crema e un gel spermicida, messi sul bordo e all'interno. È efficace se chiude perfettamente il passaggio: dunque è fondamentale che sia della misura giusta, rilevata dal ginecologo, che insegnerà anche l'inserimento corretto. Si acquista in farmacia. Ora si usa meno per vari motivi: innanzitutto è un metodo che non protegge dal rischio delle malattie a trasmissione sessuale, poi richiede una buona conoscenza del corpo. Molte donne non amano doversi preoccupare di metterlo al momento giusto e trovano scomodo doverlo portare con sé insieme alla crema. Inoltre, bisogna osservare alcune precauzioni, come non toglierlo per un certo numero di ore dopo il rapporto, non fare bagni caldi e così via.

Ma soprattutto per un lungo periodo erano scomparse dalle farmacie le creme spermicide (che usate da sole non sono sufficienti, ma che aumentano la sicurezza del diaframma): ora sembra che si trovino di nuovo, ma la "moda" del diaframma, che pure aveva i suoi vantaggi, sembra non accenni a riprendere.

PUNTO CHIAVE n. 34: la spirale e il diaframma non proteggono dalle malattie a trasmissione sessuale. Hanno pro e contro, dei quali discutere con il medico.

Domanda n. 100

Cosa sono i metodi naturali?

I metodi naturali sono basati sull'osservazione delle variazioni del corpo femminile durante il ciclo ovarico e sul riconoscimento dei segni dell'ovulazione. Una donna è infatti fertile solo nel giorno dell'ovulazione e in quelli immediatamente precedenti e seguenti. I due dottori Ogino e Knaus hanno inventato il metodo omonimo, che si basa sull'idea di evitare i rapporti nei giorni a rischio. Ma la sicurezza è bassissima! Il metodo Billings usa l'osservazione del muco cervicale, che nei giorni dopo l'ovulazione si fa opaco. Metodo complicato e pericoloso, perché il muco può diventare opaco anche per una comune infezione. Il controllo della temperatura basale (bisognerebbe misurarsi la temperatura tutte le mattine alla stessa ora, prima di alzarsi, per molti mesi, per poi ottenere, con una media, il giorno ovulatorio) è ugualmente complicato e pericoloso, perché essa può aumentare per diversi fattori.

Se ti interessano questi metodi, il ginecologo potrà insegnarteli, spiegandoti tutti i dettagli. Però ricorda che si possono scegliere solo se si è con una persona della cui salute si sia certi e se si è in fondo pronti ad accogliere un'eventuale gravidanza.

PUNTO CHIAVE n. 35: i metodi naturali non sono contraccettivi sicuri, dunque vanno bene per quelle coppie che all'occorrenza sarebbero pronte ad accogliere un figlio.

RIEPILOGO DEL CAPITOLO 7:

- PUNTO CHIAVE n. 31: il profilattico protegge sia dalle malattie a trasmissione sessuale che dalle gravidanze indesiderate. Imparare a usarlo correttamente e con disinvoltura è fondamentale (e non è difficile).

- PUNTO CHIAVE n. 32: proporre la prima volta il profilattico può essere imbarazzante. Il disagio si supera se si pensa che si sta compiendo un atto d'amore e di rispetto per se stessi e per il partner.

- PUNTO CHIAVE n. 33: la contraccezione ormonale è molto sicura, ma non protegge dalle malattie a trasmissione sessuale. Inoltre va scelta e applicata sotto controllo medico.

- PUNTO CHIAVE n. 34: la spirale e il diaframma non proteggono dalle malattie a trasmissione sessuale. Hanno pro e contro, dei quali discutere con il medico.

- PUNTO CHIAVE n. 35: i metodi naturali non sono contraccettivi sicuri, dunque vanno bene per quelle coppie che all'occorrenza sarebbero pronte ad accogliere un figlio.

Conclusione

Ed eccoci arrivati alla fine di questo viaggio tra le domande più frequenti sulla sessualità. Spero di aver risposto a ogni dubbio e che questo sia stato utile. Partire da una conoscenza corretta e da una completa informazione sulla sessualità può aiutare più di quanto tu creda a darti disinvoltura e crescente autostima. Avere le idee chiare ti consentirà di vivere l'eros in modo tranquillo e gioioso, e di esplorare la tua personalità sessuale con serenità e sicurezza.

Per concludere, e per salutarti, voglio sottolineare ancora una volta una raccomandazione che è già affiorata, qua e là, nel testo: la sessualità è intimamente legata alla tua salute psicofisica. Può sembrare una banalità, ma vedo ogni giorno persone che vorrebbero vivere meglio l'eros e nello stesso tempo maltrattano se stesse, il corpo, trascurano il proprio benessere. È un errore da evitare. Vuoi davvero avere una buona sessualità? Allora segui i consigli classici per stare bene. Dormi a sufficienza (le persone che soffrono di insonnia tendono ad avere problemi di eccitazione e orgasmo), fai attività fisica (è dimostrato che l'attività fisica protegge e prolunga la salute sessuale), mangia correttamente (un corpo sano è vitale, ha più slancio e ha una buona circolazione, necessaria alla corretta vasocongestione, che sta alla base dell'eccitazione).

Cura anche il tuo benessere psicologico e le tue relazioni. Soprattutto ama te stesso, questo ti renderà più sicuro di te, disinvolto, seducente, e ti predisporrà a vivere solo situazioni erotico-sentimentali in cui sarai capito, incoraggiato, accettato, amato e gratificato – e ovviamente tutto questo vale più che mai per le donne!

Rispetta le persone con cui hai rapporti sessuali. Non sempre si fa l'amore per amore. Non voglio entrare qui nel dettaglio di scelte comportamentali che riguardano l'etica di ciascuno, ma alcuni principi-base, come quello di avere rapporti sempre e solo improntati al rispetto e alla considerazione per entrambi i partner, e come minino a una benevolenza affettuosa, possono fare moltissimo per la tua serenità e sicurezza sessuale. Sapere che non fai del male a nessuno farà bene anche a te stesso.

Nonostante tutto ciò che hai letto, ti senti ancora insicuro, o hai qualche problema o disfunzione sessuale? Concedi a te stesso una chance e chiedi una terapia sessuologica. Oggi queste terapie sono rapide ed efficaci, non devi pensare che si tratti di un impegno per anni! Spesso bastano poche sedute per aiutarti. E allora, perché aspettare, perché non decidere di vivere una sessualità davvero piena?

E per finire, ti ricordo ancora una volta quello che ho già detto: l'unico vero afrodisiaco è l'amore. Se ti senti insicuro nella sessualità, cerca di avere scambi erotici solo all'interno di relazioni sentimentali piene di affetto e calore.

Se vuoi commentare quello che hai letto in questo ebook, ti aspetto sul mio blog VitaFelice, o sul sito di Bruno Editore.